100살까지 즐겁게

좋은날

건강하게 오래 살기를 원하신다면 그리고 즐겁게 오래 살기를 원하신다면, 이 책을 읽으시기를 권합니다.

교수 생활을 하면서 동료 교수들의 훌륭한 저서나 논문을 접하게 되면 매우 기쁜 일이 아닐 수 없습니다. 특히 좋은 건강서를 추천하는 일은 가슴 벅차고 영광스러운 일이기도 합니다. 저는 의사 생활을 하면서 제가 만났던 많은 사람들에게 "건강하게 오래 사는 방법"을 실천할 수 있도록 조언해 왔습니다.

이제 최형기 교수님이 비뇨기과학 분야, 특히 남성의학 분야의 많은 지식과 경험을 바탕으로 저술한 『100살까지 즐겁게』를 소개하고자 합니다. 이 책은 이 분야의 일인자인 저자가 알고 싶었지만 쉽게 알 수 없었던 여러 문제들을 정리하여 제 독자께 선보인 역작입니다. 이 책을 읽으면 몰랐던 많은 사실을 알 수 있습니다. 현대 의학에서 "아는 것이 힘"이지만 "모르는 것은 병"이 될 수도 있습니다.

기원전 320여 년 전 의성 히포크라테스는 "우리 건강의 가장 중요한 것은 적당량의 영양과 적당량의 운동"이라고 하였으며, "이들의 유지가 우리의 건강을 지켜준다"고 하였습

추천사

니다. 만일 건강을 잃게 되면 우리는 의사의 도움을 받아 약물치료나 수술치료를 받아야 합니다.

이 책에서는 남성 갱년기, 성기능 장애, 약물치료, 스태미나 식품과 요가 등을 알기 쉽게 그리고 읽기 쉽도록 큰 글씨로 기술하였습니다. 특히, 임상에서 경험하였던 증례들을 알기 쉽게 설명하고 있으며, 건전한 성생활을 위한 좋은 음식과 나쁜 음식 및 현재 사용되고 있는 약들에 대하여 추천하고 있습니다. 그리고 성기능을 증진시키는 요가 운동에 대해서도 알기 쉽게 사진을 첨부해 설명하였습니다.

건강하고 즐겁게 오래 살기를 바라신다면 시간을 내어 이 책을 일독하기를 권합니다. 도움이 되실 것이라 생각되어 제 독자께 감히 추천하는 바입니다.

연세대학교 명예교수 겸 LIG 손해보험 의료고문

장 준 섭

성기능 장애 환자들과 함께 20여 년간 동고동락하며 지내다 보니 재미있는 현상들을 많이 경험하게 됩니다. 성기능 장애는 우리 몸의 어느 곳에 생기는 다른 병들과 마찬가지로 세월 따라 나타나는 병이지만, 환자들은 이러한 고민을 주위 친구나 부모에게도 말하기 어려워 혼자 벙어리 냉가슴만 앓게 됩니다.

스트레스 및 당뇨, 고혈압, 비만 등 성인병의 증가로 이러한 발기부전 환자는 점점 더 늘고 있습니다. 국내에도 약 200만 명 정도로 추산되나 병원까지 오기가 힘듭니다. 이러한 성기능 분야의 고민은 환자들이 당장 아프거나 생명에 관련된 병이 아니기에 오랫동안 고민하다가 의사를 찾게 되는 것입니다.

어떻게 하면 이러한 환자들을 편하게 해줄 수 있을까요? 필자는 지난 20여 년간 '부끄러운 병'이 아니니 병원에 오셔서 치료를 받으라고 강조했지만, 환자들에게는 여전히 '숨기고 싶은' 병인 듯합니다.

따라서 언제 어디서나 환자가 원하는 곳에서 만나 상담하는 게 좋겠다고 생각했고, 커피숍, 테니스코트, 기원, 골프코스 등 환자가 원하는 곳이라면 어느 곳에서든 상담을 하고 있습니다. 이러한 성기능 장애는 최신 치료법이 많이 있고 국내 기술이 발달하여, 모든 고민이 쉽게 해결됩니다. 발기부전에 팽창형 보형물 삽입 수술을 받으면 '100세까지 즐겁게' 살 수 있는 것입니다.

"아는 것은 힘"이지만 "모르는 것은 약"이 아닙니다. 의학의 발전으로 평균 수명이 연장되어 현대의 노인들은 과거의 노인들과는 다른 노년을 보내야만 합니다.
따라서 본서는 중년의 나이를 넘어선 독자들이 건강하고 즐겁게 장수하는 데 필요한 의학, 영양, 운동 요법을 자세하게 소개하였습니다. 모쪼록 이 책이 '실버타운'의 바이블과 같은 역할을 하여, 여러분의 가정에 즐거움이 충만하기를 기원합니다.

2006년 7월
영동세브란스 병원 VIIP Clinic

최 형 기

Part 02

인생의 즐거움을 찾은 사례들

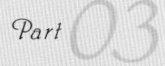

Part 03   유태종(건양대학교 식품연구소 소장)

스태미나 식품

Part *04*　　김남현(한국요가회 회장)

성기능을 원활하게 하는 요가 운동

100살까지 즐겁게

Part *01*

즐겁게 오래 사는 법

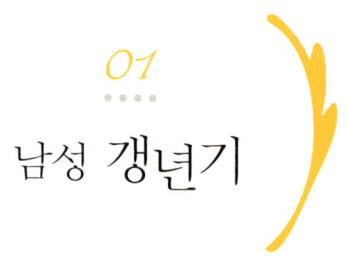

01
남성 갱년기

남성 갱년기에 대한 진단과 치료는 1996년 세계 보건 기구(WHO)의 과제로 선정되어 이후 많은 발전을 거듭하고 있다.

성인이 되어서는 남성 호르몬에 의하여 남성다움이 형성되며 남자로서 여러 가지 기능을 보존하게 되는데, 이러한 남성 호르몬의 감소로 인하여 남성 갱년기 증상이 오는 경우가 가장 흔하다.

40대 이후 남성의 40% 정도가 의학적인 도움을 필요로 하는 갱년기 증상을 겪는 것으로 추정된다. 이 밖에 가장의 권위 상실도 이 같은 현상을 부추기는 것으로 보인다.

남성 갱년기의 대표적인 증상의 하나는 성기능 저하다. 일반적으로 남성 갱년기에는 성욕이 저하되어 한달에 한 번 혹은 그보다 더 드물게 부부 관계를 하게된다. 충분한 발기 상태에 도달하는 시간이 길어지고발기가 되더라도 강직도가 현저히 떨어져 실망감을 느끼게 되는 것이다.

또한 사정이 빨라지는 조루 증세가 나타나며 사정 시호르몬의 양이 줄어드는 현상이 생기기도 한다. 그러나 남성 갱년기는 서서히 나타나므로 변화를 느끼지못하고 단순히 몸이 전보다 피곤하다고 느끼는 경우도있다.

02
·····

남성 갱년기의 원인과
나타나는 증상

남성 갱년기는 뇌와 고환의 노쇠 현상으로 인한 남성 호르몬의 감소, 음주·흡연·스트레스 같은 환경적인 요인, 고혈압·당뇨·간 질환과 같은 신체적 요인이 갱년기 증상을 부추긴다.

증상으로는 피로감·기억력 저하·우울증이 자주 나타나며, 근력이 저하되고 체지방이 증가하며 골격이 약해진다.

남성 갱년기 환자는 스트레스를 받지 않고 스스로 스트레스를 해소하도록 마음가짐을 가져야 한다. 무기질이 많은 음식이나 저지방 위주로 영양을 섭취하고 충분한 수면과 휴식을 취하며, 규칙적으로 운동을 하고 주기적인 성생활을 해야 한다.

특히 흡연과 과도한 음주는 남성 갱년기를 유발하는 직접적인 요인이니 반드시 삼가야 한다.

남성갱년기를 의심해봐야 할 증상들

혈관 운동성 증상

- 식은 땀이 잘 난다
- 얼굴이 화끈거릴 때가 있다
- 불면증 횟수가 많아진다

심리적 증상

- 기억력이 자꾸 감소한다
- 집중력이 떨어진다
- 자주 우울하고 초조해진다
- 의욕이 감소하고 귀찮다

신체 증상

- 항상 피곤하고 무기력하다
- 근육량과 힘이 떨어졌다
- 뼈마디가 쑤시고 약해졌다
- 가슴이 여자처럼 변한다
- 수염이 잘 안 자라고 털이 적다
- 아랫배가 나온다

성적 증상

- 성욕이 자꾸 감소한다
- 발기가 잘 안 된다
- 오르가즘이 잘 안 온다
- 사정액이 적어진다

03

남성 갱년기를 슬기롭게 대처하는 방법

여성은 폐경기를 맞으면 여성 호르몬이 급격히 떨어짐과 동시에 월경이 끊어진다. 그러나 남성에게는 노화에 따르는 남성 호르몬의 감소가 서서히 일어나며 개인에 따라 차이를 보인다.

대다수의 남성들은 그런 대로 남성 호르몬이 유지된다. 그러나 나이가 더 들면 남성 호르몬이 감소하고, 이로 인해 여러 가지 인체의 변화를 겪게 된다. 여기에 5가지 대처 방법을 소개하겠다.

첫째, 스트레스를 관리하여 마음의 안정을 찾아라.

스트레스란 인간이 살아가는 동안 외부와 내부의 자극에 대해 느끼는 반응으로 이러한 자극에 적응하면서 발생하는 모든 현상을 말한다. 때때로 적당한 스트레스는 생활의 활력소와 자극이 될 수 있고 갱년기 삶의 원동력이 될 수 있다. 그러나 과도한 스트레스는 피하는 것이 좋다. 우선 매사를 긍정적으로 보고 스트레스의 원인을 찾아 이 스트레스의 해소를 위해 노력해야 한다.

둘째, 운동을 하라.

갱년기 남성에서 흔히 볼 수 있는 성인병은 운동 부족이 그 원인으로 운동을 하면 남성 호르몬 분비가 증가하여 남성 갱년기에 매우 유익하다. 정기적인 유산소 운동은 혈압, 혈당, 체지방을 감소시키며 심혈관 질환을 줄인다.

셋째, 건강을 지키는 식이 요법을 하라.

올바른 식생활은 갱년기 남성의 건강을 유지하고 여러 가지 성인병을 예방하는 데 필수적이다. 과식과 편식을 피하고 몸이 필요로 하는 영양소를 골고루 섭취하도록 노력해야 한다. 신선한 채소, 다양한 색깔의 과일, 두부 등 콩 식품들은 갱년기 남성에게 좋은 것으로 알려져 있다.

넷째, 전문의의 조언과 도움을 받아라.

운동도 갱년기 남성에게 적합한 것이 있듯이 혼자 판단으로 자의적으로 약을 선택하여 먹는 우를 범하지 말아야 한다.

일상에서 할 수 있는 스트레스 감소 운동, 식이 요법을 실천하면서 약물 치료가 필요할 경우에는 전문가의 도움을 받는 것이 좋다.

다섯째, 약물 치료를 받아라.

사용되는 호르몬으로는 남성 호르몬인 테스토스테론이 대표적이며 이밖에 DHEA, 메라토닌 성장 호르몬 등이 있다.

성장 호르몬은 근육 강화와 체지방 감소 등의 노화 방지와 면역 강화의 효과에서 긍정적인 면이 많지만 여러 가지 부작용이 있어 사용에 주의가 필요하다.

04

노화와 성기능 장애

젊은 사람들은 나이가 들면 성생활에 대한 흥미마저 떨어질 것이라고 잘못된 선입견을 갖고 있다.

설문 조사에 의하면 66~71세 노인의 10~20%만이 성욕이 없다고 대답했다. 스스로 발기 부전이라고 대답한 사람은 60대가 20%, 70대가 27%에 지나지 않았다. 미국의 한 보고서에 의하면 61~65세 남성의 37%, 66~71세의 남성의 28%가 주 1회 이상 성생활을 즐기고 있다고 한다.

실제 의학적 측면에서 볼 때 노인의 성기능 장애에 노화 현상이 차지하는 부분은 극히 일부다. 문제는 노인의 성생활에 관한 속설을 너무 쉽게 믿어 체념해 버리는 소극적인 성생활 자세에 있다. 노인 남성의 성기능 유지에는 보다 규칙적인 성생활이 가장 중요하다.

실제 미국에서 성기능 장애가 있는 평균 나이 70세 남성 65명과 47세의 남성 65명을 혈관확장제 자가 주사법으로 치료하였다. 그 결과 70세 군에서 성행위 수가 조금 적고 약 용량만 더 필요했을 뿐, 치료 반응·만족도·합병증 등에서 두 그룹간의 차이는 없는 것으로 나타났다.

나이가 들더라도 과욕은 피하면서 자신의 건강 상태에 따라 정도를 조절해가며 성생활을 하는 것이 좋다.

05

92살의 청년

"92살의 청년 김SM 씨는 섹스엔 정년이 없어요."
라고 힘주어 말한다.

D사 창업주인 그는 92세가 넘은 지금도 아침마다 1시
간씩 걷기를 수십 년 동안 계속하고 있는 노익장이다.

"부부 관계에서 충분히 성적으로 만족하는 게 인생 최
대의 행복입니다. 돈과 명예가 있어도 섹스가 안 되면
그 집안은 화기가 없고 찬바람이 감돌게 됩니다. 하나
님이 인간에게 준 유일한 혜택을 잘 활용해야 합니다.
인생에서 가장 중요한 행복의 요소가 쾌성(快性)입니다.
건강하지 않고는 쾌성이 있을 수 없지요. 섹스엔 정년
이 없습니다."라고 다시 힘주어 말한다.

06

54세의 나이차를 극복한 부부

"함께 음악을 듣고 비디오를 보며 54년의 나이차를 모르고 살아요."

중국의 노벨 물리학상(1957년) 수상자인 양전닝(82세) 박사와 대학원생 웡판(28세)이 2004년 말 결혼했을 때 세인들은 "할아버지가 손녀를 취했다."고 빈정댔다. 54세라는 나이차는 그만큼 충격적이었다.

웡판은 결혼 전에 노령의 양 박사를 매일 부축하고 다녀야 하지 않을까 걱정했는데 기우였다고 말했다. 양 박사는 정력이 대단하며 걸음걸이도 자기보다 빠르다고 자랑했다.

한편 양 박사는 "청춘은 나이가 아니라 정신과 더 관

계가 있는 것"이라며 "나는 젊은 마음을 항상 유지하고 있다."고 강조했다.

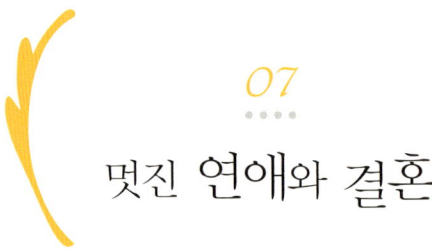

멋진 연애와 결혼

독일의 문호 괴테는 72세에 17세 된 우클리에 양과 사랑에 빠졌다. 주위 사람들의 반대로 결혼까지는 이르지 못하고, 이 사랑은 좌절되고 말았지만 그의 열정의 명작 『파우스트』를 탄생시켰던 것이다.

독특한 화풍으로 한 세상을 풍미한 파블로 피카소는 예순 살이 넘어서 두 아이의 아버지가 되었고, 그 뒤에 다른 여성과 재혼한 경력이 있었다. 죽기 직전까지 피카소는 성의 세계에서는 현역이었다고 한다.

채플린의 여성 편력 또한 매우 유명하다. 그는 생애에 네 번에 걸친 연애와 결혼을 경험했고 80세가 지나서 아이의 아버지가 된 것으로 유명하다. 이렇듯 노후의 연애와 결혼은 유명인만의 특권이 아니다. 나이와 직업의 제한이 없으니 용기를 갖고 미래를 찾아 나서기 바란다.

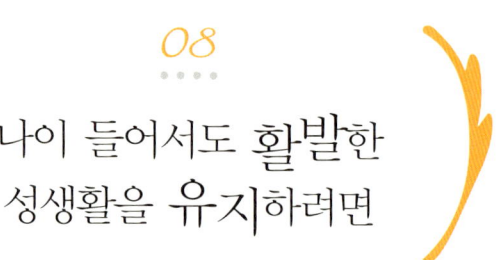

08

나이 들어서도 활발한 성생활을 유지하려면

남성의 성기는 제2의 심장이라고 불린다.

음경의 강직도가 약해지거나 발기부전이 오면 음경으로 가는 혈관의 동맥경화가 생기는 경우가 많다. 따라서 음경에 문제가 있으면 심장에 문제가 있다. 제대로 된 성기능을 오래 유지하는 것이 바로 심혈관 질환을 예방하는 길이다 이에 따른 7가지 방법을 소개하고자 한다.

첫째, 적정 체중을 유지한다.

둘째, 당뇨병을 예방한다.

셋째, 정신적 스트레스를 조절한다.

넷째, 긍정적인 생각을 한다.

다섯째, 고혈압과 고지혈증의 수치를 체크한다.

여섯째, 금연과 금주를 생활화한다.

일곱째, 일주일에 3회 이상 적당한 운동을 한다.

미처 대처하지 못한 남성 갱년기

여성이 50대에 접어들면 매달 규칙적으로 보이던 멘스가 끊어지기 시작한다(폐경기의 시작이다). 남성도 50대가 지나면서 허리둘레가 물렁한 지방층으로 둘러싸이게 되며 하루가 다르게 머리숱이 빠져나가게 된다.

어느 날부턴가 시작된 발기력과 성욕의 감퇴는 60세를 넘으면서 서서히 인생의 종착역에 와 닿는 절망감을 느끼게 만든다. 이때를 맞은 남성들의 대비책은 다양하다. 남성 기능을 되찾고자 갖가지 방법에 귀를 기울이며, 속칭 정력에 좋다는 각종 약이나 보양식에 시간과 경비를 지출한다.

이들이 호소하는 성기능 장애의 유형은 다양하다. 섹스

빈도나 성욕이 떨어지는가 하면 발기력이나 발기 각도가 옛날보다 못하다는 것이다. 이런 여러 증상이 장년 남성들을 심적으로 나약하게 하고 초조하게 만든다.

그러나 인간의 성 활동은 매우 섬세하면서도 광범위한 기전을 가지고 있기에 상식적인 방법으로는 문제 해결이 그다지 용이하지 않다.

남성의 기능을 회복하기 위해서는 기능 감소의 원인을 없애는 것이 중요하다. 이는 바로 건강한 심신을 되찾는 길이기도 하다.

따라서 성기능에 이상이 생기면 이때 필요한 대표적인 치유 방법은 성기능 장애 클리닉을 찾아서 현대 의학의 도움을 청하는 것이 가장 효과적인 방법이다.

10

성치료 전문 병원에서
정확한 진단을 받아야 한다

처음 성기능 장애로 병원을 찾을 때는 비뇨기과의 전문 클리닉을 찾는 것이 바람직하다. 필자는 1985년 우리나라에서는 처음으로 연세대학교 영동세브란스 병원에 성기능 장애 클리닉을 개설했다. 그동안 성치료에 대해 모르고 포기했던 환자들이 치료를 받으면서 심리적 위축 증세 등이 사라지고 건강한 사회 생활을 되찾게 되었다.

성기능 장애의 치유 문제가 이처럼 사회적 관심을 끄는 이유는 이 장애가 다른 어떤 장애보다 환자 자신을 심리적으로 위축시키고 자신감이 결여된 소극적인 사람으로 만들어 건강한 사회 생활을 유지할 수 없도록 만들기 때문이다.

영동세브란스의 남성 클리닉의 경우 외래 환자의 60% 이상이 성기능 장애 환자다. 이들 중 75%가 20대와 30대의 젊은 층이고 대학 졸업의 학력을 가진 사람이 전체의 45%나 된다.

성기능 장애 환자에게 무엇보다 중요한 것은 장애의 원인이 정신적인 것인가 또는 기질적인가를 판단해 내는 것이다. 비뇨기과에서는 여러 가지 진단 방법과 최첨단 의료 기기를 이용하여 그 원인을 정확하게 진단해 낸다.

그 진단 결과가 정신적인 원인이라면 정신과적인 치료를 위해 환자를 정신과로 보내기도 한다. 두 번째가 신체적인 결함에서 오는 기질적인 장애이다. 성기능이 제대로 이루어질 수 있도록 해주는 혈관·신경·내분비 계통의 이상으로 인한 장애와 음주나 흡연, 약물 남용, 고혈압, 당뇨 등과 같은 성인병으로 인한 기질적인 장애의 예가 있다.

전문의들은 약물과 수술요법 등으로 장애를 극복할 수 있는 재활 의학이 발달되어 정상인과 똑같은 생활을 할 수 있는 길이 마련되어 있다고 말한다. 수술 요법은 장애 환자에게 거의 100% 효과가 있다. 혈류의 부조화로 발기가 잘되지 않을 때 시술하는 혈관 수술이 있고, 팽창 기능을 상실한 장애의 경우 음경 해면체 내에 인체에 무해한 실리콘 튜브를 삽입해 주는 보형물 삽입 수술이 있다.

성기능 장애 클리닉을 찾는 환자들이 호소해 오는 증상은 대개 발기 부전(51%), 조루(26%), 성욕 억제증(9%) 등이다.

발기 부전증은 40대와 50대에 많이 나타나고 조루는 20대와 30대의 젊은 층에 많이 나타나고 있는데 최근 들어 젊은 층에서도 발기 부전 환자가 종종 나타난다고 한다. 특히 왕성한 정력으로 활발한 활동을 해야 할 나이인 젊은 신랑들이 허니문 불능으로 병원을 찾는 사례가 급격히 늘어 충격을 주고 있다고 한다.

이런 환자들은 대부분 혈관이나 신경 계통의 선천적 기형으로 발기의 원리가 되는 혈액이 음경 내에 충분히 도달하지 못하기 때문에 기능 장애 증상을 보인다.

11
····

남성 성기능을 관리할 수 있도록
도움을 주는 현대 의학

페니스의 요절을 방지하기 위한 최상책은 부단한 섹스 관리다. 그러나 최선이 무너지면 차선으로 극복하는 수밖에 없다.

바로 남성 의학의 도움을 빌리는 것이다. 1989년 미국 식품의학청(FDA)이 시판을 허용한 이래 비아그라는 발기 부전의 일차 치료제로 수많은 남자들의 기를 살리고 있다. 시알리스(Cialis), 레비트라(Levitra), 자이데나(Zydena) 등의 제5인산 분해효소 억제제들이 연달아 출시되고 있다.

이와 같은 발기 유발제를 먹어서도 만족할 수 없다면 주사제나 수술적 방법으로 소기의 목적을 달성할 수 있다.

사랑의 묘약, 비아그라

성기능 장애 문제는 생명과 관계가 없으므로 병으로 생각하지 않고 있다가 비아그라의 출현으로 이 분야의 중요성을 실감하게 되었으며, 세계보건기구(WHO)에서도 성 건강 역시 필수적인 인간의 기본권리라고 선언하게 되었다.

그러므로 이러한 발기장애의 증세가 나타날 때에는 병이라는 인식을 하고 그 원인을 찾아보아야 한다. 진단에 따라 스트레스에 의한 일시적인 현상일 수도 있고 자신도 모르던 당뇨병·간염·신장염·뇌종양·신경혈관계 질환 및 여러 약물 복용, 국소에 생기는 여러 가지 병 등에 의해서 나타날 수도 있다. 따라서 우선 왜 발기장애가 생기는지, 전문의의 진단이 필요하다. 원인을 정확히 알고 그에 맞는 대책을 세워야 하는 것이다. 비아그라가 등장하기 이전까지 이러한 환자들은 자가주사 요법이나 수술적 치료가 아니면 해결될 수 없었다. 비아그라의 국내 시판이 허가되고 판매가 시작된 후 국민들은 과연 비아그라를 먹어도 되는지, 또는 정상인이 먹으면 어떻게 되는지에 큰 관심을 보였다. 한마디로 말하면, 비아그라는 환자를 위한 치료제로 개발된 것이므로 환자만 복용해야 한다.

비아그라는 발기장애 증세를 보이는 많은 남성들에게 그야말로 '구세주' 같은 약이다. 하지만 복용은 반드시 전문의와 상의한 후에 이루어져야 한다. 특히 심근경색을 앓았거나 협심증·부정맥 등의 심혈관계 질환, 악성 고혈압 또는 저혈압, 색소성 망막염을 앓았던 환자, 알코올 중독, 약물 중독, 간장 질환, 당뇨병, 심한 성욕 저하, 심한 우울증 등의 환자들은 비아그라를 복용하기 전에 의사와 상의해야 한다. 비아그라가 성공적으로 출시된 이후 같은 계열의 약들이 많이 개발되었다.

경구용 발기부전 치료제인 비아그라의 주성분은
구연산 실데나필이며, cGMP-특이적 포스포디
에스터라제 5형(PDE-5)의 선택적 억제제이다.
음경의 물리적 발기작용기전은 성적 자극이 있
는 동안 음경해면체 내의 산화질소(NO) 유리와
관련이 있다. 유리된 산화질소는 구아닐레이트
사이클라제 효소를 활성화시켜 cGMP를 증가시
키며, 이는 음경해면체의 평활근을 이완시켜 혈
류의 유입을 가능하게 한다.

성적 자극으로 산화질소가 국소적으로 유리될
때, 실데나필이 PDE-5를 억제하면 음경해면체
내의 cGMP 양이 증가되고, 이는 평활근을 이완
시켜 음경해면체 내로 혈액을 유입시킨다. 단,

VIAGRA

권장 용량의 실데나필은 성적 자극이 없는 상태
에서는 효과가 없다.

성행위 약 1시간 전에 권장용량 25~50밀리그램
을 1일 1회 투여한다. 경우에 따라서는 성행위 4
시간에서 30분 전에 투여해도 되며, 유효성과 내
약성에 따라 용량을 증감할 수 있다.

심혈관계 질환을 가진 환자들이 성행위를 할 경
우 심장에 위험할 수 있다. 따라서 이 약을 포함
한 발기부전 치료제는 심혈관계 상태를 고려하
여 성행위가 권장되지 않는 환자에게는 사용하
지 않도록 주의해야 한다.

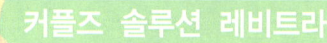
바이엘(Bayer)이 판매하는 레비트라는 성관계의 질을 향상시킬 수 있는 새로운 경구용 발기부전 치료제로서 발기의 강직도에 있어서 환자의 만족도가 가장 높다. 복용 후 10~60분부터(일부 남성에서는 빠르면 10분부터) 효과를 발휘하여 다른 PDE-5 억제제와 비교할 때 가장 빠르게 작용한다.

효능지속시간은 12시간 정도이다. 매번 복용 시 충분한 강직도와 지속적인 성관계를 가능케 하며 정확한 복용법(1일 1회)을 지키면 매일 사용해도 안전한 것으로 밝혀졌다.

복용 후 10~60분부터 효과를 발휘하기 시작하여 12시간 정도 약효가 유지되고, 기존 또는 시판

예정 발기부전 치료제의 PDE-5 억제제 중에서
최대 약물농도 도달시간이 가장 빠르다. 복용 후
빠른 시간 안에 발기가 가능하므로 환자들이 성
교 전에 오래 기다리는 불편함이 없다.
비뇨기과 의사들을 대상으로 진행한 설문조사에
서도 레비트라는 가족이나 친구에게 추천하고
싶은 발기부전 치료제 1순위로 선정돼 전문의들
의 신뢰를 입증했다.

우리나라에서 개발된 세계 4번째 경구용 발기부전 치료제 자이데나는 동아제약에서 1997년 연구에 착수해 약 8년 만에 국내 10호 신약으로 탄생하였다.

자이데나는 국내 발기부전 환자를 대상으로 임상을 실시하였으며, 그 결과 지속 시간은 길고 부작용이 줄어들어 외자제품으로 잠식된 국내 시장에 또 다른 대안을 제시하였다.

자이데나는 복용 후 약 30분부터 약효가 발현되기 시작하여 약 1시간 30분 정도 지나면 최대 혈중 농도에 도달한다. 약효 지속시간은 100mg은 약 12시간, 200mg은 약 20시간 이상 지속된다. 1일 1회 1정으로 1일 생활리듬에 가장 적절한 지속 시간을 유지하는 것이다.

대표적인 이상 반응은 안면 홍조, 두통, 안구 충
혈 등이며, 부작용 발현율은 기존 제품에 비해
줄어들어 환자들의 불안함을 최소화하였다.

자이데나의 효과적인 복용방법은 예상되는 성행
위의 약 1시간 30분 전에 여유롭게 복용하는 것
이 가장 높은 만족도를 느낄 수 있다.

경구용 발기부전 치료제 비교 : 약효 및 지속시간

세 가지 약물—타다라필(시알리스), 실데나필(비아그라), 바데나필(레비트라)—은 모두 비슷한 정도로 탁월한 발기력 향상이 보고되고 있다. 약효 지속시간을 보면, 실데나필과 바데나필이 복용 후 4시간, 타다라필은 복용 후 36시간으로 알려져 있다.

2005년 말, 실데나필과 타다라필을 일대일로 비교한 임상연구 결과가 나왔는데 두 약물 모두 탁월하게 발기력을 향상시키며 효과면에 있어 차이가 없는 것으로 나타났다.

약효가 동일하게 탁월하지만 약효 지속시간이 다르므로 약효를 약물복용 후 시간대별로 나눠서 생각해 볼 수도 있다. 약물을 복용한 후 4시간까지는 타다라필, 실데나필, 바데나필 세 약물이 모두 약 70%대의 탁월한 성교 성공률을 보이지만, 약물 복용 후 4시간이 지난 이후에도 약효가 지속적으로 나타나는 약물은 시알리스(타다라필)가 유일하다.

시알리스는 긴 작용시간으로 인해 '주말정'(Le Weekender)이라는 별명을 얻었고, 2003년 『타임』지에는 '가장 멋진 발명품'(Coolest inventions)으로 선정된 바 있다.

한국의 남성들을 대상으로 2004년 8월 에이콘코리아(Acorn Korea)에서 진행한 서베이에 의하면 약 90% 정도의 성관계가 주말에 이루어지는 것으로 나왔는데, 이러한 성관계 패턴을 볼 때 시알리스의 긴 작용지속 시간은 장점이라고 하겠다. 주말의 성생활이 언제 이루어지든 금요일 저녁에 한 번 복용함으로써 걱정할 필요가 없다.

음식물과 상호작용

약물을 음식물과 함께 섭취할 수 있는지의 여부
는 각 약물마다 약간씩 차이가 있다. 시알리스의
경우에는 식사와 함께 복용해도 약물흡수와 약
효발현 시간에 영향을 주지 않아 편리하게 식사
할 때 함께 복용할 수 있다.

시알리스만의 특성

• 탁월한 약효 지속 시간이 유일하게 길다
• 고지방 식사에 영향받지 않는다.
• 여유있게 복용할 수 있다.
• 보다 여유롭고 자연스러운 성관계가 가능하다.
• 계획했던 시간을 놓쳐도 36시간 안에 또 다른
  기회가 주어진다면 성생활을 누릴 수 있다.

CIALIS

"시알리스는 다음과 같은 혜택을 드립니다."

• 미리 복용할 수 있어 계획할 필요도, 기다릴
  필요도 없습니다.
• 시간의 틀에 얽매이지 않기 때문에 보다 여유
  롭고 자연스럽습니다.
• 계획했던 시간을 놓치더라도 또 다른 기회를
  가질 수 있습니다.

13

남자의 기를 살리는
남성 호르몬의 기능

남성 호르몬인 테스토스테론의 연구가 이루어진 것은 최근의 일이다.

지금까지 알려진 바에 의하면 이 테스토스테론은 남성의 체지방을 감소시키고 성욕을 증진시키는 등의 효과가 있다고 알려졌다.

학자들에 따르면 남성의 몸속에는 약 20가지 호르몬이 존재한다. 그 가운데 가장 많은 역할을 창조해 내는 호르몬이 테스토스테론이다. 남자들이 싸우고 바람을 피우고, 과속 운전을 하는 등 거친 행동은 모두 이 테스토스테론의 혈중 농도가 높을 때 일어난다.

이 테스토스테론은 남성의 고환에서 95% 분비되고 부

신피질에서도 5% 만들어진다.

테스토스테론의 일부는 효소의 도움을 받아 소년들의 조직과 근육 형성에 일조한다. 또한 사춘기 소년의 페니스와 전립선 후두를 자라게 만들고 수염과 체모를 키우고 턱과 어깨를 넓히며 목소리를 굵게 바꾸어 놓기도 한다. 즉 어린 소년을 굳센 남성으로 키워놓는다. 사춘기 때 남성 호르몬의 양은 400%에서 최고 1000%까지 늘어난다.

이렇게 남자의 성징을 만드는 데에는 테스토스테론이 결정적 역할을 한다. 청춘의 샘 남성 호르몬의 분비량은 25세 이후 서서히 줄기 시작해 35세부터는 거의 매년 1%씩 감소해 간다.

39~70세의 건강한 남성들을 대상으로 진행된 "매사추세츠대학 노화 연구소"의 결과에 따르면 총테스토스테론은 매년 0.4%씩 감소하고 유리테스토스테론은 매년 1.2%씩 감소한다고 한다.

건강한 남성을 대상으로 실시한 또 다른 실험에서 연령별 감소율이 밝혀졌는데, 20~40세는 전혀 감소하지 않았고 40~60세에서는 7% 감소했다. 반면 60~80세는

21%, 80세 이상은 35%가 감소한 것으로 확인되었다.

의학자들은 이처럼 남성의 몸에서 샘이 마르는 증세를 ADAM, PADAM, 혹은 남성 폐경기나 남성 갱년기라 부른다. 남성 갱년기가 오면 남성 호르몬 테스토스테론의 양이 적어지면서 여성처럼 엉덩이가 넓어지고 가슴이 커진다.

갱년기의 가장 흔한 증세는 피곤, 무력증, 복부 지방 증가, 인지력 둔화, 성욕 감퇴, 근력 약화, 골밀도 저하 등이다. 한 연구에 따르면 테스토스테론 치수가 매우 낮은 남성의 80%가 섹스에 심드렁하고(흥미가 없고) 항상 피곤 상태에 빠지며 또 우울증마저 겪는 것으로 드러났다.

의학자들은 테스토스테론 분자에서 여성 호르몬인 에스트로겐 분자가 생성된다는 사실도 확인했다. 비만 남성의 몸에서 테스토스테론 양이 줄면 여성 호르몬 에스트로겐의 양이 늘어난다는 뜻이다. 이 발견으로 의학자들은 비로소 왜 남성이 나이가 들면 엉덩이가 넓어지고 가슴이 커지는지를 알 수 있었다.

14

남성 호르몬이 2% 부족할 땐

남성 호르몬은 시상하부 — 뇌하수체 — 고환에 이르는 성선 기능이 제대로 작동해야 제대로 분비된다. 따라서 사춘기를 거치면서 생식기를 비롯하여 남자로서의 성징이 제대로 안 나타나면 고환·뇌하수체·시상하부 등에 질병이 생겨 남성 호르몬 분비에 이상이 있기 때문으로 봐야 한다. 또한 노화로 인해 남성 호르몬이 비정상적으로 감소해 있으면서 동시에 갱년기 증상이 나타날 땐, 남성 호르몬 치료가 도움이 된다.

15

남성 호르몬을 보충하는 방법

최근에 남성 호르몬 테스토스테론을 보충하면 잃는 것보다 얻는 것이 많다는 것이 알려지면서 수많은 남성이 그 혜택을 톡톡히 누리고 있다. 혜택은 다음과 같다.

① 지방을 감소시킨다. 특히 복부 지방을 눈에 띄게 줄여 준다.

② 공간 인지 능력을 높여 준다.

③ 성욕을 증진시켜 발기력을 높여준다. 이외에도 근육 향상, 골밀도 증가, 피부 탄력성 증가 같은 효과가 나타났지만 아직 검증 작업이 남아 있는 상태다.

효과가 아무리 좋아도 처방이 곤란한 사람이 있다. 바로 전립선암이 의심되는 사람들이다. 테스토스테론은 전립선암 세포의 성장을 돕는 것으로 알려져 있다. 또 테스토스테론이 심혈관 질환의 발생 빈도를 높인다는 설도 있지만 아직 검증되지 않았다.

현재 남성 호르몬을 보충하는 방법은 세 가지다.

첫째, 호르몬 근육주사요법이다. 과거에는 한 달에 한 번씩 맞는 Depo-테스토스테론 주사요법을 시행하였고, 최근에는 한 번 주사로 3개월간 효과를 보는 네비도(Nevido) 주사제가 출시되어 호평을 받고 있다.

둘째, 경구 투여제로 안드리올 정을 하루 두세 차례씩 2~6정을 섭취해서 부족한 호르몬을 보충한다. 주로 테스토스테론 수치가 약간 저하된 환자에게 처방된다.

셋째, 가장 최근에 나온 방법으로 몸에 바르는 호르몬제가 있다. 편의성이 다양한 효능 덕에 사용자가 점점 늘고 있는 추세다. 하루에 한 번 팔과 복부 등에 바르면 성기능 향상, 근육량 증가, 체지방 감소, 기분 전환 같은 효과가 나타난다.

이 바르는 호르몬제는 출시된 후 사용량이 가파르게 늘어나고 있다. 2005년에 미국과 유럽 등지에서 팔린

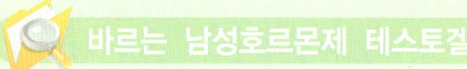

바르기만 하면 근육이 붙고 성욕이 생기는 남성 호르몬제가 나왔다. 한미약품에서 프랑스 베셍 (Besins)사가 지난 2000년 개발한 남성 갱년기 치료제 '테스토겔' 을 국내에 출시했다.

테스토겔은 남성호르몬 '테스토스테론' 을 겔 형태로 만든 제품인데, 하루에 한 번 팔과 복부 등에 발라주면 성기능 향상, 근육량 증가는 물론 체지방 감소와 기분 전환 등의 효과를 볼 수 있다. 무엇보다 투명하고 끈적이지 않아 편리 하게 이용할 수 있다는 것이 장점이다.

기존의 패치제나 주사제 등에서 나타나는 부작용이 거의 없지만, 남성호르몬으로 인해 악화될 수 있는 전립선암 환자들은 사용하면 안 된다.

테스토겔은 2000년 3월 미국 식품의약국(FDA)으로부터 승인을 받았으며, 의사의 처방이 필요한 전문의약품으로 병원에서 혈액검사를 통해 테스토스테론의 수치가 정상치(통상 300~1000나노g/dl)를 밑돌면 처방전을 받을 수 있다.

양은 약 3억 달러어치나 된다고 한다. 한국에서도 이미 2003년 3월 바르는 호르몬제가 시판되었다. 한미약품이 식약청의 허가를 받아 테스토겔 1%라는 이름으로 판매하고 있다.

세계적인 남성 갱년기 권위자 존 E. 몰리 박사(세인트루이스 의대 노인학 과장)는 24시간 약효가 지속되고 부작용이 거의 없어 현재 미국에서 사용자가 점점 늘고 있다고 말한다. 단 테스토겔도 다른 호르몬제와 마찬가지로 전립선암이 의심되는 환자는 검증이 끝날 때까지 사용을 금하는 것이 좋다고 한다.

16

발기 강직도가
성생활 만족도를 좌우한다

지난 4월 6일 프랑스 파리에서 열린 유럽 비뇨기과학회의 '더 나은 섹스의 비결' 보고서에서 최근 4주 동안의 성 생활에서 남성의 '발기 강직도'에 얼마나 만족했나를 묻는 조사에서는 한국 남자의 76%는 완전히 만족하지 못했다고 응답했다. 여자는 그보다 더 많은 85%였다. 이 수치는 전세계 국가 중 제일 높은 수준으로 나타났다. 즉 한국인은 섹스를 매우 중요하게 여기지만 기대수준이 높아서인지 전반적으로 '불만족'과 '부실하다'는 생각들을 갖고 있는 것이다.

성의학 권위자 호주 세인트 루크 병원의 로지 킹 박사

는 "성생활 만족도는 정신적인 요인도 중요하지만 궁
극적으로 남자의 발기 상태에 크게 영향을 받는다"며
"그래야 남자들이 자신감을 갖고 애정 어린 분위기를
연출하고 대화를 많이 해야 커플 간의 만족도가 높아
진다"고 말했다.

남성비뇨기과학 전문가들은 음경강직도에 대한 불만족
으로 중장년의 성생활에 불편이 온다면 발기부전 치료
제를 복용하는 것도 한 방법이라고 말한다. 하지만 발
기부전치료제는 심장병이 심하면 복용할 수 없으므로
노년의 경우 심혈관 질환 예방에 심혈을 기울여야 하
는 것이 우선이다(조선일보 2006년 4월 26일자 인용).

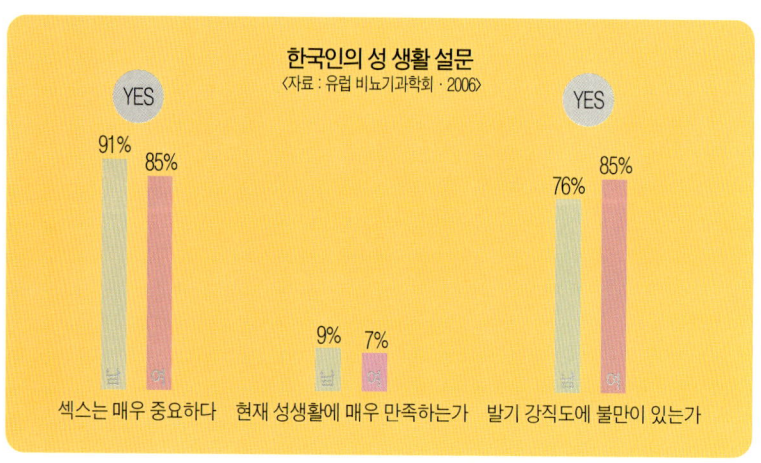

17

복부 비만을 줄이려면
지방질 위주의 안주 습관을 버려야

건강의 적신호로 불리는 중년의 뱃살, 특히 남성 호르몬의 영향으로 남는 지방이 주로 복부에 쌓이는 남성에게 더 큰 문제를 일으킨다.

삼성 서울병원 내분비내과 이문규 교수는 "복부 비만은 복막 내에 있는 내장에도 지방이 쌓이므로 각종 성인병의 주범"이라고 강조한다.

복부 비만이 건강에 나쁜 이유는 내장에 쌓이는 지방 때문이다. 내장 지방은 피하 지방보다 지방산으로 쉽게 분해돼 혈중 지방 수치를 쉽게 올린다. 또한 흡수될 때도 모세 혈관을 통해 혈액 순환을 하여 흡수되는 피하 지방과 달리 곧바로 간문맥으로 흡수된다. 그 결과

간에서 일어나는 지방 합성이 증가하고 인슐린 합성을 방해하여 고혈압, 고지혈증, 동맥 경화, 당뇨병 등 성인병의 위험을 높이게 된다. 허리둘레가 남자 90cm, 여자 80cm 이상일 때 복부 비만으로 진단을 내린다. 여성은 여성 호르몬 덕분에 남는 지방이 유방, 허벅지, 엉덩이에 쌓이다가 폐경 이후부터는 남성처럼 복부에 쌓이면서 복부 비만 환자가 증가하게 된다.

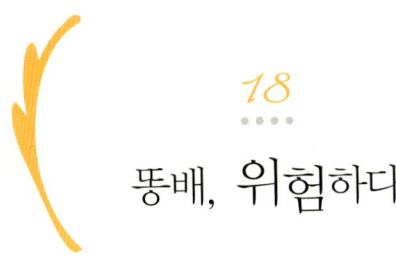

똥배, 위험하다

먹기 힘들던 과거에는 배가 나온 것이 부의 상징처럼 느껴지던 시절이 있었다. 하지만 이러한 똥배는 가장 위험하다.

당뇨병, 고혈압, 고지혈증 등의 질환은 어찌 보면 모두 이곳에서 출발한다고 해도 과언이 아니다. 그것은 바로 '복부비만'인데 복부비만 중에서도 단순한 피하 지방형이 아니라 내장 사이에 기름이 끼는 내장 지방형 똥배가 모든 혈액 관련 질환의 근본적인 원인으로 지적되고 있다.

1998년 세계보건기구(WHO)에서는 뱃속의 내장 지방 증가로 인한 혈당, 혈압 상승 등의 합병증을 '대사증후군'이라고 공식 명명했다. 이 내장 지방은 당뇨병을 10배, 고지혈증과 고혈압을 2~3배, 동맥경화를 3배나 높이는 요인이 된다. 따라서 복부비만이 단순한 외형적인 문제가 아닌 '성인병의 시한폭탄'임을 강력히 시사하고 있다.

특히 한국인은 서구에 비해 내장 지방 축적형이 많아서 문제가 되고 있는데 '국민건강 영양조사'에 따르면 국내 대사증후군 환자가 최근 3년 사이에 18.6%나 증가한 것으로 밝혀졌다. 증가폭도 커서 3년 사이에 4.4%, 무려 200만 명 정도가 늘었다는 보고다.

대사증후군이나 성인병은 '체질량 지수' 30 이상의 비만인 사람에게만 생긴다고 생각하기 쉽지만, 체질량 지수와 몸무게가 정상이라도 다리에 비해 배가 불룩한 체형의 '거미형 똥배' 체형일 경우 당뇨병, 고혈압, 동맥경화, 관상동백 질환 등에 걸리기 쉽다.

그 이유 역시 대사증후군을 부르는 내장 비만 때문이다. 따라서 비만인 사람은 물론 다른 부위에 비해 배만 볼록 나온 사람의 경우에는 대사증후군으로 가는 위험 상태임을 명심해야 한다.

19
·····

복부 비만 치료는?

복부 비만 치료의 핵심은 먹는 양을 조금 줄이고 규칙적인 운동을 하는 데 있다. 남성들은 체격이 좋고 근육질이 많기 때문에 마음만 먹으면 비만을 치료하기가 여성보다 훨씬 쉽다.

근육은 가만히 있어도 소모되는 열량 소비(기초 대사량)를 증가시키고 또 같은 운동을 하더라도 근육질이 많은 사람에게서 칼로리 소모가 많이 일어나기 때문이다.

체격이 좋은 사람이 테니스, 등산 등 힘든 운동을 한 시간 내내 쉬지 않고 해도 500kcal를 소모하는 것은 쉽지 않다.

하지만 회식 때 '삼겹살 2인분+소주 한 병+밥'을 먹을 경우 단숨에 3000kcal를 섭취하게 된다. 따라서 1주일에 두 번만 회식하다보면 1주일 내내 등산을 해도 소모되기 어려운 6000kcal를 섭취하는 셈이다.

당연히 잉여 칼로리는 뱃살로 남게 된다. 따라서 술을 마시더라도 가급적 열량이 많은 튀김, 고기 등의 안주를 삼가고 과일, 야채, 안주를 선택하는 것이 바람직하다.

20

술 마실 때 좋은 안주는 무엇인가

대개 술을 마실 때 육류를 안주로 애용한다. 붉은색을 띠는 소고기, 돼지고기 등의 직화(直火) 구이는 대장암 발생 빈도를 높인다. 특히 암의 진행 과정 중 후반부터 대장암 위험도를 한층 높이므로 피하는 것이 좋다. 흰색 육류, 닭, 오리 등 가금류와 생선류가 좋은 안주감이다. 단 닭 껍질은 벗겨버리고 먹는 것이 좋다.

21

술 마신 다음날은 **단 것**을 먹어라

최고의 숙취 제거제는 꿀물, 사탕, 초콜릿 등 당분이다. 알코올은 분해 과정에서 젖산을 생성하며, 젖산은 체내에서 포도당의 합성을 방해한다. 이 때문에 술 마신 다음날엔 밥을 많이 먹어도 혈당 수치가 낮아져 마치 식사를 거른 것처럼 허기가 느껴진다. 이렇게 되면 포도당만을 에너지로 소비하는 뇌가 1차적으로 타격을 받아 머리가 아프고 집중력이 떨어지게 된다. 또 저혈당으로 인해 식은땀, 어지럼, 속 울렁거림, 손끝 저림 등의 증상도 나타난다.

따라서 술을 마신 다음날에는 당도가 높은 꿀물이나 초콜릿, 단감 등을 섭취하면 숙취 증상을 해소하는 데 도움이 된다.

이밖에 스포츠 이온 음료, 과일주스 등을 많이 마시는 것도 좋다. 과음을 하면 이뇨 작용에 따라 탈수 현상이 초래되며 이 과정에서 다량의 전해 물질도 몸 밖으로 배출된다.

따라서 전해 물질이 풍부한 선지국, 콩나물국, 북어국, 조갯국 등이 좋다. 특히 콩나물국은 알코올을 분해하는 아스파라긴산이 많아 해장국으로 안성맞춤이다. 조갯국도 타우린, 베타인, 아미노산, 핵산류 등이 많아 술 마신 뒤 간을 보호해 주는 효과가 있다.

22

알코올은 발기 부전을 유발한다

술을 많이 마시는 사람은 잠자리에서 일이 뜻대로 안 되는 경우가 허다하다. 성욕을 저하시키기 때문이다. 오랜 세월 동안 폭음을 하였지만 아직 간장이 손상되지 않았다면 술을 끊자마자 바로 발기력을 회복할 수 있다.

술 때문에 간장이 손상되면 테스토스테론의 자연적인 분해 생성물인 에스트로겐을 더 이상 파괴할 수 없게 된다. 그 결과 혈액 내에 여성 호르몬이 증가하여 발기 부전이 되는 것이다. 알코올 중독자들은 보통 발기력에 그다지 흥미가 없는데, 이는 훨씬 더 심각한 건강상의 문제다.

술은 한두 잔 정도로 즐기면 약이 된다. 하지만 그 범위를 벗어나면 중추 신경계, 내장, 혈액, 근육 등의 모든 대사 물질에 영향을 끼쳐 심신이 황폐해지며 남성 호르몬의 생성이 억제되는 등 부작용이 심각하다.

23

흡연은 비타민과 무기질의
흡수를 방해한다

담배를 피우면 폐암이나 동맥 경화뿐만 아니라 면역력이 저하돼 감기나 중이염 등에도 더 자주 걸린다.

또 흡연은 비타민과 무기질의 흡수를 방해하고 체내에서 빠르게 소모하므로 미량 영양소 부족을 초래할 수 있다. 특히 비타민C가 가장 큰 영향을 받는다. 따라서 담배를 피우는 사람들은 최소한 하루 200mg 이상의 비타민C를 보충해야 하며 항산화 영양소가 풍부한 신선한 채소와 과일을 많이 먹어야 한다.

그러나 협심증이 있는 흡연 남성은 항산화 비타민인 베타-카로틴, 비타민E를 매일 복용해도 심근경색이나 폐암의 발생을 막거나 진행을 늦출 수 없다. 따라서 협심증 환자는 반드시 담배를 끊어야 한다.

한편 담배를 끊으면 입맛이 돌아오고 간식 횟수가 늘며 기초 대사량도 일시적으로 약간 떨어지므로 평균 3kg 정도 체중이 증가한다.

그러나 하루 담배 한 갑 피우는 것은 체중이 20kg 이상 증가하는 것만큼 나쁜 영향을 끼친다. 금연 후 체중이 20kg 이상 증가하지 않는다면 금연하는 것이 훨씬 건강에 이롭다.

24

흡연은 간에도 나쁜 영향을 끼친다

지금까지는 음주가 특히 만성 C형 간염에 좋지 않은 것으로 알려져 왔다. 그런데 C형 간염 환자를 대상으로 흡연 정도와 간 조직의 손상 정도를 객관적으로 확인한 결과 간 조직의 파괴 현상은 비흡연자의 경우 50%에서 나타났으나 매일 한 갑씩 20년 동안 담배를 피운 흡연자는 80%가 이에 해당되었다고 한다.

당연한 결과지만 담배와 술을 같이할 경우 간 조직의 손상 정도가 훨씬 심해졌다고 한다. 50세 이상 연령으로 하루 15개비 이상 담배를 피운 C형 간염 환자가 하루 20g 이상의 술을 마실 경우(소주 2~3잔), 술과 담배를 일절하지 않은 C형 간염 환자에 비해 간 조직이

5.4배나 손상되었다고 한다.

간 조직이 많이 손상될수록 간 경변이나 간암으로 악화될 가능성이 커진다. 이처럼 담배가 간에 나쁜 영향을 끼치는 이유는 흡연 시 폐를 통해 혈액으로 들어온 니코틴 등 담배의 유해 물질이 간세포를 직접 손상시키기 때문이다.

25

흡연은 남성 성기능에 손상을 준다

흡연자는 폐활량이 급격히 감소한다. 만성 폐쇄성 폐질환은 만성 기관지염과 폐기종 때문에 기관지가 점차 좁아지면서 폐활량이 줄어드는 병이다. 이 병은 45세 이상 성인 흡연자의 8.7%(남자는 12%)가 앓고 있을 정도로 흔하다. 연구 결과에 의하면 담배는 음경 동맥을 좁아지게 하는 원인 중 하나이며 이렇게 되면 발기부전이 생긴다.

담배를 5년 동안 하루에 한 갑씩 피운 사람은 비흡연자보다 음경 동맥 장애가 나타날 가능성이 15% 정도 많으며 20년 동안 하루 한 갑씩 피운 사람은 그 가능성이 72%까지 증가한다는 연구 결과도 있다.

담배 안에는 여러 가지 발암 물질이 들어 있다. 암 사망자의 30% 정도는 담배가 원인이며 흡연자는 폐암으로 사망할 확률이 5배 이상 더 높다.

담배의 니코틴은 음경 혈관을 수축시키고 음경의 혈류를 유출시킨다. 게다가 발기를 일으키는 해면체 조직도 파괴시킨다. 술, 담배, 고혈압의 영향 중에서 흡연이 가장 심하게 음경 해면체의 세포 숫자를 떨어뜨리고, 음경 동맥의 혈압을 낮춘다.

26

20년간 20배로 급증한 전립선암

지난 20년간 전립선암으로 진단받은 환자가 1984년 181명에서 2004년 3730명으로 20.6배 급증했다는 발표가 있었다.

전립선암 희생자도 1983년 인구 10만 명당 3명에서 2003년 469명으로 15.6배 증가했다. 실제 발생 빈도는 50대 남성이 9.7%, 60~64세 16.2%, 65~70세 20.3%로 증가했다.

서구에선 전립선암이 남성암 중 발병률 1위, 사망률 2위로 사망하는 남성 5명 중 한 명이 전립선암 희생자다. 우리나라에선 현재 발병률 6위, 사망률 5위를 차지하지만 앞으로 계속적으로 증가할 것으로 예상된다.

27

전립선암이 급격히 증가한 원인

전립선암 증가의 가장 큰 원인은 식생활의 서구화 때문이다. 동물성 고지방식의 섭취가 늘어나는데 반해 채소 등 섬유질 섭취는 줄어드는 것이 주요 원인이다. 또 인스턴트 식품 등 식품 첨가제에 노출될 확률이 증가한 것도 원인으로 추정된다. 실제 일본 오키나와에 사는 원주민과 하와이로 이민 가서 거주하는 오키나와 출신인 하와이 주민의 전립선암 발생 빈도를 비교해 보면, 오키나와 원주민의 발생률이 9배나 낮다.

고령화에 의한 50세 이후의 남성 인구 증가와 조기 진단 기술의 발달로 전립선암의 발견이 쉬워진 것도 이유 중 하나다.

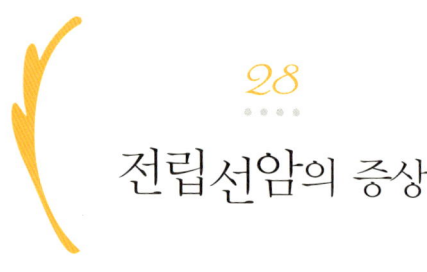

28

전립선암의 증상

전립선암에 걸리면 소변을 보기가 힘들고(배뇨 곤란), 화장실에 자주 가고(빈뇨), 소변을 봐도 시원하지 않고(잔뇨감), 밤에 오줌이 잦으며, 소변을 참지 못하는 절박감과 아랫배의 불쾌감 등이 있다.

조기 진단이 관건인데, 50세 이후부터는 조기 검진을 해보는 게 최선의 방법이다. 현재 이용되는 진단법은 혈액을 통한 전립선 특히 항원(PSA) 검사와 항문을 통해 전립선 이상을 진단하는 직장 수지 검사가 있다. 확실한 진단을 위해선 암이 의심되는 부위의 조직을 검사해야 한다.

29

전립암의 다양한 치료

환자의 상태, 나이, 병의 진행 정도에 따라 호르몬, 수술, 방사선 중에서 치료법을 선택한다. 환자의 나이가 50~60대며 암이 전립선 내에만 국한되면 수술로 암덩어리를 제거한다. 하지만 고령인데다 암보다 다른 지병으로 사망할 가능성이 클 때에는 병이 좀더 진행된 뒤에 호르몬 치료를 시작하기도 한다. 방사선 치료, 고강도 초음파 치료도 적용된다.

만일 암이 다른 부위에 전이됐을 땐 남성 호르몬을 없애는 호르몬 치료를 받아야 한다. 전립선암은 남성 호르몬이 있으면 암세포가 잘 자라기 때문이다.

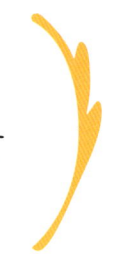

30

식생활을 통한 전립선암의 예방

전립선암 발생에는 서구화된 식단이 큰 역할을 한
다. 따라서 김치, 된장, 간장 등 우리의 전통적인 발효
식품과 당근 등 비타민A가 많이 함유된 식품, 살짝 익
힌 토마토 등 채식 위주의 한식을 즐겨 먹는 것이 중
요하다.

기름진 육류는 전립선암 발병률을 높이므로 가급적 섭
취를 줄여야 한다. 전립선암에 관한 한 토마토의 라이
코펜은 단순히 예방을 넘어 치료에도 상당히 도움을
주는 성분으로 평가된다.

연세대학교의 황은선 연구 교수(식품 독성학)는 토마토
소스나 파스타 요리를 이용해 라이코펜을 매일 30mg

씩 제공한 결과 DNA 손상 물질을 감소시키는 등 전립선암 치료에 효과가 있다고 설명했다. 섭취한 라이코펜이 주로 전립선에 축적돼 암 치료를 돕는다는 것이다.

31

섹스가 몸에 좋은 10가지 이유

몇해 전 정액 성분이 난소암 세포를 줄이는 효과가
뛰어나다는 가톨릭의대 강남성모병원 산부인과 팀의
연구 결과가 화제가 된 적이 있었다.

최근에도 미국 MSNBC 방송의 인터넷 판에 '섹스가
건강에 좋은 여섯 가지 이유'란 기사가 화제에 올랐던
적이 있는데 정말 섹스를 하면 건강해지고 장수하게
될까? 섹스가 건강에 좋은 이유와 섹스할 때 주의해야
할 점등을 알아보자.

① 섹스는 어떤 운동보다 칼로리 소모가 많다. 일반적
으로 10분간 섹스를 했을 때 소모되는 열량은 90kcal
이다. 등산(35kcal)이나 에어로빅(45kcal)보다 2~3배 열량소모가 많으며 테니스(71kcal)보다 많다. 운동 효과는 조깅(88kcal)과 비슷하다. 섹스는 100m를 전력 질주할 때와 비슷한 운동 효과가 있어 심장을 튼튼하게 하는 효과도 있다.

② 섹스는 노화를 방지한다. 스코틀랜드 로열 에든버러 병원 연구팀이 3500명을 조사한 결과 주당 3회 이상 섹스를 하는 사람은 평균 10년(남자 12년 1개월, 여자 9년 7개월) 더 젊은 것으로 평가됐다. 섹스할 때 분비되는 성장 호르몬이 체지방을 줄이고 근육을 늘려준다는 것이다. 또 오르가즘과 사정 직전에 노화 방지 호르몬인 DHEA의 혈중 농도가 평소의 5배에 이른다는 연구 결과도 발표된 바 있다.

③ 강력한 진통 효과가 있어 편두통을 비롯한 각종 통증을 완화하고 요통까지 치료하는 효과가 있다. 이런 효과는 절정의 순간과 그 직전에 분출되는 엔도르핀과 옥시토신(자궁 수축 호르몬) 때문으로 추정된다. 엔도르핀을 통증을 잊게 하는 자연 진통제다. 또 굵은 가닥으로 전달되는 통증 감각 신경을 차단하기 때문이라는 설명도 있다.

미국의 베벌리 휘플 교수는 "과격하지 않은 부드러운 섹스는 통증의 문턱을 높여서 두통과 치통 등 각종 통증을 완화한다."고 주장한다. 따라서 요통이 있는 사람은 섹스를 해야 하며 척추 수술을 받은 환자는 무리 없이 1500m를 걸을 수 있을 때 성관계를 하는 것이 좋다고 의사들은 권고한다.

④ 면역력을 향상시킨다. 미국 윌크스대학 연구팀은 1주일에 1~2회에 섹스를 하면 면역글로블린A의 분비량이 증가해 감기나 독감 등 호흡기 질환에 대한 저항력이 강해진다고 발표했다.

또 미국 피츠버그 대학 연구팀은 동일한 치료를 받고 있는 유방암 환자들을 정기적으로 섹스를 하는 그룹과 하지 않은 그룹으로 나누어서 비교한 결과, 섹스를 하는 그룹의 치료 효과가 더 뛰어났다고 발표했다. 성적 흥분 상태가 되면 암세포를 죽이는 T임파구가 백혈구 내에서 순식간에 증가하기 때문이라고 연구팀은 설명했다.

⑤ 뼈를 튼튼하게 하는 효과가 있다. 미국의 생물학자 위니 프래드 커플러 박사는 매주 성관계를 갖는 여성

은 그러지 않은 여성에 비해 월경 주기가 더 일정하며, 여성 호르몬인 에스트로겐 분비도 두 배 정도 증가해 골다공증을 예방하는 효과가 있다고 발표했다.

에스트로겐은 칼슘 등의 흡수율을 높임으로서 골밀도 유지에 결정적인 역할을 하는 호르몬이다. 폐경기가 되어 에스트로겐 분비가 끊어지면 골다공증이 생기기 쉽다. 한편 미국 카렌 도냐휴 박사는 섹스가 남성에겐 남성 호르몬 테스토스테론의 분비를 증가시켜 뼈와 근육의 발달에 도움이 된다고 주장했다.

⑥ 혈압을 떨어뜨리는 효과다. 100m를 전력 질주하는 것과 비슷한 운동 효과를 얻는 섹스는 심폐 기능을 높여 혈압을 떨어뜨리며, 결과적으로 심장병이나 뇌졸중의 위험을 감소시킨다.

혈압이 높은 사람에겐 복상사의 위험도 있지만 영국 남성을 대상으로 조사한 2002년 보고서에 따르면, 잦은 성행위가 심장병을 오히려 예방하는 것으로 나타났다. 뿐만 아니라 섹스는 임신중 혈압이 급격히 상승해서 일어나는 임신중독 자간전증의 위험을 감소시키는 것으로 알려져 있다.

최근 호주의 아델레이드대학 로버트슨 박사팀은 임신 중 섹스를 하는 여성은 자간전증 위험이 현격하게 감소하는데 이는 배우자의 정액에 있는 TGF-β라는 물질의 보호 기능 때문이라고 보고했다. 네덜란드의 쾰만 박사는 구강 성교를 하고 정액을 많이 삼키는 여성은 자간전증이 적다고 보고하기도 했다.

⑦ 정신적으로 사람을 안정시키고 우울증을 완화하는 효과가 있다. 섹스를 하고 나면 사람을 이완시키는 부교감 신경이 자극되어 정신적으로 안정을 찾고 숙면에도 도움이 된다. 또 아연, 칼슘, 칼륨, 과당, 단백질 등을 함유한 정액 자체가 우울증을 완화시킨다는 보고도 있다.

뉴욕 주립대학 학생들의 연구에 따르면 콘돔 없이 섹스를 한 여성들은 콘돔을 사용한 채 섹스를 했거나 섹스를 하지 않은 여성에 비해 우울증 증세도 덜 겪고 자살 시도도 적은 것으로 나타났다. 정액의 각종 좋은 성분이 질을 통해 흡수됐기 때문일 것으로 연구팀은 추정했다.

⑧ 전립선 질환의 예방 효과다. 섹스를 통해 정액이 배

출되지 않고 정체되면 정액의 30~40%를 만들어 내는 전립선에 병이 생길 가능성이 높아진다. 2002년도 미국 의학협회지도 잦은 사정이 전립선암 발병 가능성을 줄이는 효과가 있다고 밝혔으며 전립선암 예방 협회는 전립선암의 예방을 위해 독신 남성들도 섹스 또는 자위 행위를 할 필요가 있다고 권장하고 있다.

⑨ 다이어트 효과다. 칼로리 소모가 많은 것도 한 이유지만 더 중요한 원인은 쾌감에 반응하는 뇌 부위가 섭식 중추와 겹쳐 있어, 성욕이 만족되면 불필요한 식욕이 억제되고 포만감을 주기 때문이라고 설명한다.

⑩ 상처를 치료하는 효과다. 스웨덴 캐롤린스 연구소는 섹스를 할 때 분비되는 세포를 재생시키면 당뇨병 등으로 인한 고질적 상처를 빨리 회복시키는 효과가 있다고 발표했다.

이상 섹스가 우리 몸에 좋은 10가지 이유를 기술하였다. 이렇게 섹스는 신이 인간에게 베푼 최고의 선물로 면역력을 높여주는 사랑의 묘약이다.

그러나 심혈관 질환자는 섹스할 때 어느 정도 주의가

필요하며 격렬한 섹스는 삼가야 한다. 식사, 사우나, 급격한 운동 후 30분 이내엔 삼가는 것이 좋으며 심장의 부담을 줄이기 위해 여성 상위의 체위를 하는 것도 도움이 된다. 임산부의 경우 임신 중기에는 크게 문제가 되지 않지만 임신 초기와 말기엔 조심해야 한다.

32

뜨거운 물에 목욕을 하면
성기능이 저하된다

사우나의 온탕과 열탕은 대개 섭씨 42도가 기준이
다. 즉 42도 이하는 미온욕이요, 그 이상은 고온욕이
되는 것이다.

많은 한국인들은 고온욕에 집착해서 뜨거운 물에 몸을
담가야 피로가 풀리는 것으로 생각한다. 하지만 실제
로는 고온욕은 혈관이 수축하고 혈액의 점도가 증가하
여 혈류 순환을 억제한다. 이는 심혈관에 부담이 된다.
고온욕은 성기능에 있어 아주 중요한 부교감 신경에도
도움이 되지 못하며 교감 신경을 자극한다. 생식과 쾌
감을 담당하는 성기능은 적절한 평온 상태에서 상승되
며 이때 부교감 신경이 몸을 지배한다.

문제는 스트레스나 긴장, 불안에 빠지면 부교감보다 교감 신경이 과잉되어 성기능을 망쳐 놓는다. 부교감 신경이 충분히 항진될수록 발기와 흥분도는 지속될 수 있다. 긴장, 불안 상태에서 남성의 발기나 여성의 흥분액 분비가 잘 안 되는 것은 교감 신경의 과잉 탓이 크다.

따라서 건강한 성기능을 유지하는 데에는 부교감 신경을 잘 다스리는 것이 필수다. 스트레스를 풀고 성기능에 중요한 혈류 순환을 촉진하며, 부교감 신경을 강화시키려면 너무 뜨거운 물에 목욕을 해서는 안 된다.

정력에 대해 걱정한다면 미지근한 물에서 목욕을 해야 하며, 때로는 미온욕을 하는 습관이 정력제보다 효과적일 수 있다.

33

규칙적인 운동이 최고의 정력제

운동은 어떤 정력제보다 효과가 높은 최고의 정력제
이다. 운동으로 혈행이 촉진되면 신진대사가 좋아지고
성선 자극 호르몬도 자연히 증가하면서 성욕이 증가한
다. 규칙적인 운동은 혈액 순환 촉진, 근력 강화, 지구
력 증가, 혈청 지방과 콜레스테롤 저하, 혈압 조절 등
을 유도하고 아울러 엔도르핀을 다량 생산하면서 불안
과 초조 등의 스트레스를 물리친다.

운동이 정력 증진에 좋은 이유를 5가지로 요약하면 다
음과 같다.

① 혈액 순환이 좋아진다. 운동을 하면 혈압이 올라가
고 맥박이 빨라지면서 자연히 혈액이 원활히 순환된

다. 꾸준히 운동을 하면 심장 근육이 튼튼해지며 혈관의 탄력성이 좋아진다.

② 운동을 꾸준히 하면 신경, 호르몬계를 자극하여 남성 호르몬을 다량으로 생산하게 된다.

③ 성욕을 떨어뜨리는 스트레스를 해소하여 혈행을 원활하게 하고 성욕과 발기를 되살아나게 한다.

④ 체중 조절에 도움이 되며 심폐 기능도 향상시켜 성기능을 향상시킨다.

⑤ 평소 운동 시 항문 괄약근을 조이는 운동을 반복하면 회음부 근육이 단련되어 조루증을 예방하고 성기능이 강화되는 효과를 기대할 수 있다. 숨을 깊이 들이마시면서 소변을 참을 때 힘을 주는 근육에 힘을 주어 회음부 근육을 수축시켰다가 다시 숨을 몰아쉬면서 근육을 이완시키는 방법이다. 편한 자세에서 매일 수십 번 반복하면 특히 조루증 환자에게 도움이 된다.

우리나라 남성들처럼 정력제를 광적으로 좋아하는 나라는 없는 듯하다. 정력제는 지금까지 남성들이 즐겨 먹었던 음식들보다는 금연과 적당한 음주, 적절한 운동, 편안한 마음가짐이 가장 큰 정력제다. 무엇보다도 아래의 세 가지를 꼭 지켜야 한다.

첫째, 혈액순환을 좋게 해야 한다. 둘째, 남성호르몬이 적절히 분비되게 한다. 셋째, 신경 전달 물질을 활성화시키는 좋은 음식물을 섭취해야 한다.

생식능력과 성기능을 촉진시키는 대표적인 음식이 '알' 종류다. 이것의 성분은 호르몬 주원료인 콜레스테롤과 고단백질, 필수아미노산 등이 다량으로 함유되어 있어 옛날부터 검증된 대표적인 정력 식품이다.

우리 몸에서 성적인 충동과 억제 기능을 관장하는 대표적인 호르몬이 두 가지 있다. 바로 '도파민'과 '세로토닌'이다. 이 둘의 기능은 서로 정반대다. 도파민은 성적충동과 성적 흥분을 일으키는 작용을 하고, 세로토닌은 억제 역할을 한다. 따라서 이 두 호르몬이 조화되게 작용해야 최상의 성적인 만족감을 느낄 수 있다.

예를 들어, 세로토닌이 부족한 사람은 화를 잘 내고, 충동적인 행동을 보이면서, 성행위 시에는 사정을 빨리 하는 조루증세로 고생할 수 있다. 이것에 착안해 먹는 조루치료제는 세로토닌 양을 올려서 조루현상을 방지하게 한다.

그 다음에 중요한 음식이 필수 아미노산이다. 특히 성기능 향상에 좋은 대표적인 아미노산이 바로 피로신과 페닐알라닌인데, 성적 흥분을 유발하는 도파민의 원료로 사용된다. 또 다른 아미노산 아르기닌은 발기 촉진 호르몬을 생성하는 주 원료다.

이 성분들은 우리나라 전통 음식인 마늘, 생강, 김치, 콩류 등의 식물성 단백질에 다량으로 함유되어 있다.

다시 말해 인스턴트 음식이 아닌 좋은 콩류의 음식을 섭취하고 규칙적으로 운동하는 것이 모든 굵은 혈관뿐 아니라, 음경의 미세한 혈관까지 튼튼하게 하는 가장 효과적인 방법이다. 그야말로 부작용 없는 '천연 비아그라' 인 것이다(매일경제 2003년 10월 22일자 인용).

34

정맥성 발기 부전 : 밑 빠진 독에 물 붓기

발기 상태가 좋지 않고 음경이 단단해지지 않아 삽입 성교가 거의 불가능한 L씨가 있다. 처음엔 건강 상태에 이상이 있나 싶어 종합 검진을 여러 차례 받았지만 모두 정상이었다. 당뇨, 고혈압, 고지혈증 등 혈액 순환 장애가 될 만한 어떤 증상도 없었다.

L씨와 같은 남성에게는 음경 해면체의 혈류 상태를 파악하는 혈관 토플러 검사가 필요하다. 삽입 성교에 적당한 강직도가 유지되려면 음경은 물이 꽉 찬 물풍선 상태로 되어야 한다.

남성이 흥분하면 동맥으로 혈액이 많이 유입되어야 하고 정맥을 통해 피가 빠져나가지 않아야 정상적인 강직도가 유지될 수 있다.

L씨의 경우 등산이나 운동을 하다가 회음부에 심각한 타격을 입었다. 이때 내부의 음경 해면체가 손상되었고, 그후 발기력이 눈에 띄게 저하되었다.

전립선 질환으로 수술 또는 방사선 치료를 받는 과정에서 해면체가 손상될 수도 있으며 정맥의 정상적인 폐쇄 기능을 악화시키는 혈관 질환이 있을 때에도 정맥성 발기 부전이 생긴다. 발기 부전의 원인에는 심인성 발기 부전이나 남성 호르몬 부족 때문에 비슷한 현상이 생길 수도 있으므로 구별해야 한다.

정맥성 발기 부전에 먹는 발기 유발제 '시알리스'나 '비아그라'는 거의 효과가 없거나 과다한 용량을 복용해야 하므로 부작용을 초래할 수도 있다. 그러므로 정맥성 발기 부전은 의사와 상의하여 정맥결찰수술이나 다른 수술적 치료법을 찾아야 한다.

35
. . . .

자가주사 요법

자가주사 요법은 일정량의 발기촉진제를 의사의
지시에 따라 환자 자신이 직접 투여하는 것을 말한다
(발기촉진 자가주사제는 전문의의 지시가 없이는 절대 투여할
수 없게 돼 있다). 3~4회 투여로 장애를 쉽게 극복하는
환자가 있는가 하면, 중도에서 포기하고 수술을 받는
환자도 있다. 원칙을 제대로 지키고 의사의 지시를 잘
따라 10여 년간 아무 탈 없이 사용하는 환자도 있다.

세계 최초로 FDA(미국 식품의약국)의 승인을 받은 발기
촉진 주사제는 미국 업존 회사가 개발한 '카버젝트'
(Caverject)다. 이 제제는 최근 국제 공동임상 결과 해
면체 내에 주사한 후 삽입이 수월해질 정도의 경직성

을 나타내고, 30~60분간 지속되는 등 우수한 효과를 보인다. 최근 국내에서도 자가주사 혼합약물인 '스탠드로'가 개발되어 현재 사용중에 있다.

발기촉진제는 환자의 체질에 따라 투여량이 달라 사용시 세심한 주의가 필요하다. 특히 조심해야 할 것은 과다투여시 부작용이다. 처음 주사를 맞으면 발기 반응이 즉각 나타나는 것이 너무 신기한 나머지 정량을 무시하는 실수를 적잖이 범한다. 하지만 매월 한두 차례 사용법을 잘 지켜 투여하면 10년 이상 치료 효험을 보며 발기장애의 고통에서 벗어날 수 있다.

"공연히 아내 탓을 하며 살았어요. 모처럼 쾌감을 얻고 나니 세상이 다 내 것인 양 자신감이 생기네요. 하는 일에도 의욕이 넘치고요."

K사장은 주사요법으로 계속 효과를 보았다. 의사에게 고민을 털어놓은 것이 속 시원했던지 두세 번 병원을 방문할 때마다 그의 표정이 달라졌고, 자가주사기를 간헐적으로 사용하면서부터 더욱 자신감을 갖는 듯했다.

하지만 얼마 지나지 않아 주사기마저 필요 없게 됐다.

"서랍에 주사기가 있다는 생각만 해도 자신감이 생기더군요."

믿는 구석이 생긴 것이다. '정 안 되면 주사기가 있으니까' 하는 생각에 겁도 안 나고 불안하지도 않더라는 얘기다. 결국 적극적인 치료방법을 통해 자신감을 되찾은 K사장을 바라보며 '고민이 있다면 정면승부하라. 문제는 반드시 해결의 열쇠까지 포함하고 있다'라는 생각을 했다.

36

성감대가 입과 가슴뿐?

성기능에는 큰 문제가 없는데 상대의 성 반응을 제대로 이끌어내지 못해 성의학 클리닉을 찾는 부부들이 많다. 적절한 성 반응을 유도하기 위해서는 서로의 성감대를 제대로 자극해야 하는데, 특히 우리나라의 부부는 삽입 성행위에만 치중하는 경향이 있어 성 트러블에 직면하고 있다. 클리닉을 찾은 부부들에게 "어떻게 성적 흥분 상태를 유지하느냐"고 물어보면 "입을 맞추고 가슴을 자극한 뒤 성행위를 한다"고 천편일률적으로 대답한다.

서로의 성감대를 자극하는 데 문제가 있는 부부들에게 가장 각광받는 고전적인 행동 치료법이 바로 '관능촛

점 훈련'이며, 이 치료법의 1단계가 바로 상대방의 성감대를 제대로 알게 하는 것이다.

우리 몸에는 머리부터 발끝까지 수많은 성감대가 숨겨져 있는데 평생 이를 모르고 지내는 경우가 많다. 성감대는 사람마다 조금씩 다를 수 있지만, 대체로 아래와 같은 원칙으로 찾아가면 된다.

첫째, 신체의 말단부위로 손·발가락, 귀, 턱선, 어깨선 등이 해당된다. 둘째, 관절이나 그 반대의 접히는 부위로 목, 팔꿈치와 그 반대편, 무릎이나 그 안쪽, 사타구니, 척추 등이다. 셋째, 신체의 구멍이나 오목 패인 곳인데 귀, 겨드랑이, 쇄골 안쪽 등이다. 이외에도 성감대는 옆구리, 허벅지, 종아리 등 수없이 많고 사람마다 조금씩 다르다. 관능촛점 훈련을 받는 부부들은 집에서 과제수행 후 자신도 몰랐는데 온몸이 성감대였다며 놀라곤 한다.

그렇다면 매번 성행위에서 머리끝부터 발끝까지 모든 성감대를 자극해야 할까? 이는 너무 많은 시간이 소모되며 피로한 현대인에게 부담이 된다. 적어도 부부 사이라면 탁 터놓고 서로의 성감대를 머리끝부터 발끝까지 찾아서 알아두면 된다.

실제 성행위 시에는 해당 성감대를 몇 개씩 조합하는 요령이 중요하다. 예를 들면 오늘은 귀-옆구리-손가락-무릎, 다음엔 턱선-목-척추-종아리로 진행한다. 여기에 체위의 변화를 꾀하면 매번 성생활은 새롭게 느껴지고, 부부관계는 더욱 활력을 얻게 된다(조선일보 2006년 5월 3일자 인용).

37

한국 여성의 부부 성관계 만족도

제약 회사 한국릴리가 4개국의 30~50대 기혼자 1200명을 대상으로 부부 생활 만족도를 조사한 결과, 배우자와의 성관계에 만족하는 비율이 한국 여성의 경우 30%로 가장 낮았다고 밝혔다.

여성 가운데 프랑스 여성이 80%로 가장 높았고 미국 여성도 65.3%로 만족도가 높았다. 일본 여성은 한국 여성과 비슷한 30.7%에 그쳤다.

남성 가운데 한국 남성이 50%로 일본 남성(47.3%)에 비해 만족도가 다소 높았다. 한국 부부 성관계 만족도가 낮은 것에 대해 남성들은 "성관계 횟수가 적다. 아내가 관심이 없고 테크닉이 없다."는 점 등을 이유로

들었고, 여성들은 "남편이 자신의 충족감만 생각하고 전후의 로맨틱한 분위기에 신경을 쓰지 않는다."는 점 등을 지적했다. 부부간의 대화에 대한 만족도는 한국 남성(48.7%)이 꼴찌였다(중앙일보 1996년 6월 2일자 인용).

38

조루증에 도움을 주는 SS-Cream

발기장애 환자보다 훨씬 더 많은 빈도를 보이는
것이 바로 조루증이다. 10초 혹은 20초를 못 넘기는
심한 환자들의 부인에겐 발기장애와 다를 게 없다.

종전에는 조루증을 대부분 심리적 원인으로 보고
Stop-Start 치료요법(사정감이 올 때 잠시 쉬었다가 다시
하는 방법과 꽉 쥐어짜는 방법 등 사정 시간을 지연시키는 방
법으로 물론 지금도 가장 먼저 소개하는 치료요법)이 소개되
었지만 실제 상황에서 급한데 이를 실행하기가 쉽지
않다는 단점이 있었다.

SS-Cream의 독특한 냄새는 정향이라는 성분인데, 그
냄새가 성적 흥분을 일으키고 또한 발기증진 효과가

있고, SS-Cream는 생약제로서 일부 발기를 좋게 하는 성분이 있으나 주작용은 사정 시간을 연장시키는 역할을 한다.

39

케겔운동으로 성트러블을 해결하세요

케겔운동은 미국의 외과의사인 케겔의 이름을 딴 것으로 요실금 치료용으로 여성의 회음부를 단련하기 위해 고안됐다. 쉽게 말해 항문을 조였다 푸는 운동인 것이다.

여성의 질의 수축력을 강화시켜 성감을 증진시킨다고 알려지자 여성 불감증 치료에도 도입됐다. 최근엔 남성의 조루증과 발기 부전 치료 운동으로 권장되고 있다.

① 평소 소변을 보면서 중간에 "끊을 때" 어떤 근육이 움직이는지 알아둔다.

② 이 요령으로 항문에 천천히 힘을 넣어서 꼭 조여 본다. 곧 힘을 빼어 항문을 늦춘다. 1초에 한 번꼴

로 15~20회 정도 시행한다. 성기 주위의 근육만 조여야 하며 복부나 허벅지, 엉덩이 근육은 수축시키지 않는다. 3분쯤 반복하여 시행한다.

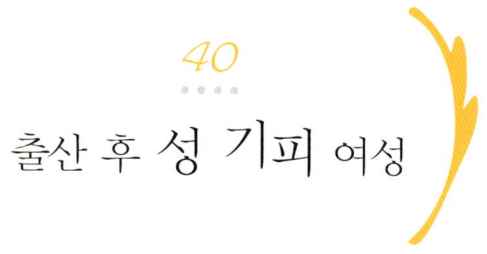

40

출산 후 성 기피 여성

출산 후 섹스리스 문제로 성 클리닉을 찾는 여성이
꽤 있다.

"전혀 즐겁지 않고 아프기만 한데, 성행위를 하는 것
자체가 너무 힘들어요. 아이를 키우는 것도 힘들고요"
라고 털어놓는다.

출산 과정에 질의 근육이 손상될 수 있는데, 손상받은
질 근육은 탄력을 잃고 적절한 조임 현상과 감각이 사
라진다. 이렇게 되면 남성과 여성 모두의 성적 쾌감이
떨어지고, 오히려 여성에겐 통증만 생기니 성행위가
즐겁지 못한 것이다.

흔히 출산으로 인해 질의 크기가 커져서 즐겁지 못하

다고 여기지만, 이는 잘못된 생각이다. 실제로 여성의 성기는 크기가 정해져 있는 공간이 아니라 질 주위를 둘러싼 '골반저근'이란 근육의 탄력 정도에 따라 주관적 느낌이 좌우된다. 골반저근의 탄력성을 개선하는 바이오피드백 치료가 필수이며 평소 케겔운동도 도움이 된다.

출산을 해서 엄마가 된다고 무조건 성을 포기하는 것도 잘못된 생각이다. 용불용설은 남자에게만 해당되는 얘기가 아니다. 성욕 저하나 성 기피, 섹스리스로 성생활을 꺼리다 보면 여성의 성기능은 더욱 위축된다.

적절한 빈도의 성생활로 만족을 얻어야 성기능에 필요한 성호르몬이 적절히 자극받고, 이는 당장의 성행위의 즐거움뿐만 아니라 건강한 성기능을 지키고, 부부간의 애정이 싹트게 하는 좋은 밑거름이 될 수 있다(조선일보 2006년 6월 20일자 인용).

41

아홉 배나 더 큰 여성의 사랑의 힘

조지프 캠벨의 『신화의 힘』에 나오는 얘기에 의하면 사랑에 빠지면 여자가 남자보다 아홉 배 더 많이 좋아한다는 이야기가 나온다. 사랑할 때 여성이 느끼는 절정감이 남성의 것보다 아홉 배쯤 크기 때문이거나, 여성은 오르가즘 후 급격히 상승하는 옥시토신 호르몬의 작용 때문일 듯하다.

이제 한국 남성들도 여성의 본성인 성생리에 좀더 깊이 있게 지식을 쌓아 프랑스 남성보다 한 단계 더 높이 성생활 만족도를 이룰 수 있도록 해야 한다. 섹스를 하면 여성 호르몬 에스트로겐 분비가 두 배나 활발해져서 골다공증 예방 효과와 더불어 피부가 좋아진다.

여성들이 젊음을 유지할 수 있도록 남성들이 제몫을 다해야 할 시대가 온 것 같다.

옥시토신과 스킨십은 사랑의 묘약

사정을 하는 남성과 달리 여성의 오르가즘은 개인차가 무척 심하다. 건강한 여성은 오르가즘 때 남성처럼 0.8초 간격으로 골반저근의 수축 현상이 동반되는데, 이 같은 수축 현상을 여성뿐 아니라 상대 남성도 느낄 수 있다.

하지만 이러한 수축 현상이 뚜렷하지 않은 여성도 많아서 더 이상 성행위를 못할 것 같은 절박감이나 "너무 좋아 갑작스레 소변이 나올 것 같은 느낌" 정도로 표현하기도 한다. 문제는 오르가즘을 느끼지 못하면 불쾌감을 느끼게 되는 것이다. 불쾌감은 분비액 부족으로 인한 성감 저하나 통증 때문일 수 있고, 옥시토신이란 호르몬이 덜 분비되었기 때문일 수도 있다.

옥시토신(9개의 아미노산으로 구성된 물질로 뇌하수체 후엽에서 분비되는 폴리펩티드 호르몬)은 친밀감을 느끼게 하는 사랑의 묘약이다. 산모가 아이에게 강한 정서적 유대감을 느끼는 것도 이 호르몬의 작용이다. 옥시토신은 오르가즘 후 급격하게 상승하는데 이것이 분비되면 상대 남성에게 더욱 친밀감을 느끼게 된다.

여성의 성반응에서 친밀감을 느끼게 하는 실체가 바로 사랑의 묘약, 옥시토신이다. 만약 그날의 성행위가 만족스럽지 못했다면 성행위 후 10분 정도 가벼운 포옹이나 스킨십은 성적 흥분을 연착륙시킬 수 있다. 오르가즘을 못 느낀 경우에도 이런 행동이 크게 도움이 된다. 가벼운 포옹과 스킨십은 옥시토신 분비 부족으로 인한 불쾌감을 극복할 수 있는 또 다른 묘약이다.

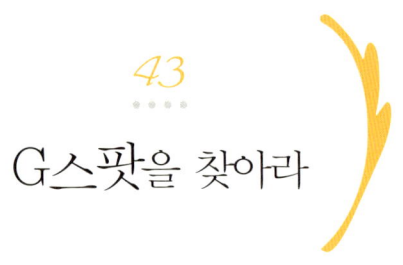

43

G스팟을 찾아라

G스팟(spot)이란 여성의 질내(음핵 안쪽)에 위치하며 성감이 가장 민감한 부분이다. 1950년 독일의 산부인과 의사인 그라펜베르크 박사가 처음으로 명명하여 학계에 보고하였다.

손으로 만져지는 50원짜리 동전 크기의 부풀어 오르는 부위를 가리키는데, 이곳은 애액이 가장 많이 흐르는 부위로서 자극을 받으면 부풀어 오른다.

이 여성의 가장 예민한 성감대는 질 입구에서 3~4cm 안쪽 질 상부에 있다. 모양은 난형이며 크기는 완두콩 정도인데 자극을 가하면 팽창한다.

G스팟의 해부학적 구조를 보면 혈관의 복잡한 망상구

조 방뇨도샘과 방광목을 둘러싸는 조직 등으로 구성되는 복합조직이다.

이곳에는 요도로 통하는 수많은 구멍이 있으며 G스팟 자극으로 여성의 쾌감이 정점에 달하면 팽창된 부분으로부터 애액이 요도를 통해 사정하게 된다.

이 애액은 질내 분비물과 전혀 다르다. 일부 여성들은 이 애액을 소변으로 잘못 알고 수치심을 느끼기도 하지만, 실제로는 여성이 행복감과 함께 환희의 절정에 이르렀을 때 분비하는 애액이다.

이 환희의 액체는 정자가 없는 것만 빼고는 남성의 사정액과 구성 성분이 비슷해서 알카리 인산 분해 효소가 많다. 반면 소변 성분의 요소나 대사 물질인 크레아티닌 성분이 적어 소변과는 전혀 다르다.

여성 환자 중에는 요도로 이물질을 넣어 자위 행위를 하는 경우가 있다. 이는 요도 부위가 성적으로 매우 민감하다는 것을 보여준다. 따라서 여성을 흥분시키고 극치감을 최대로 누리게끔 하려면 전희 단계에서 G스팟을 자극해야 한다.

성의학자들은 성 행위를 할 때 정상 체위보다 여성 상

위 또는 후방위를 하면 더 깊숙이 그 부위를 자극하게
된다고 조언하고 있다.

44

폐경 호르몬을 잘만 쓰면
상큼한 제2의 인생이 펼쳐진다

평균 수명이 늘어나면서 여성의 폐경기 이후의 삶이 소중해지고 있다. 폐경은 더 이상 여성성의 상실을 의미하지 않는다. 폐경은 제2의 인생을 향한 출발점일 수 있다. 장수 시대와 더불어 길어진 폐경기를 슬기롭고 건강하게 극복하는 요령을 알아보자.

폐경기 준비는 빠를수록 좋다. 여성 호르몬을 생산하는 난소 기능은 35세부터 감퇴해 40세부터 눈에 띄게 떨어진다. 따라서 30세 중반부터 폐경기에 적극 대비하는 게 바람직하다.

우선 골다공증 예방을 위해 칼슘, 비타민 등 뼈를 튼튼하게 하는 음식을 즐겨먹고, 술, 짠 음식, 동물성 지

방, 흡연 등은 삼간다. 특히 어패류, 치즈, 우유, 채소,
다시마, 과일 등은 매일 섭취한다. 운동으로는 속보,
자전거 타기 등 무릎에 무게가 실리는 유산소 운동과
아령 등을 사용하는 근력 강화 운동을 이틀에 한 번
정도 하는 것이 좋다고 한다.

45

폐경기 증후군과 그 극복

여성 호르몬인 에스트로겐 분비가 10분의 1 이하로 급속히 떨어지면서 안면홍조, 불면증, 초조, 골다공증, 성교통 등 삶의 질을 떨어뜨리는 각종 증상이 나타난다. 가장 문제가 되는 증상은 골다공증으로, 조금만 다쳐도 쉽게 골절이 생겨 심각한 결과를 초래할 수 있다. 가장 널리 사용되는 폐경기 극복 방법은 부족한 호르몬을 보충해 주는 호르몬 대체 요법이다. 안면홍조, 불면증 등 각종 증상이 투약 후 한 달 이내에 호전되는데, 약을 끊으면 증상이 재발하므로 2~3년은 복용해야 한다.

문제는 호르몬 치료에 대한 부작용과 거부감이다. 특

히 2002년에 미국에서 발표된 기사에 의하면 호르몬 치료를 받으면 유방암, 성인 심장병, 뇌졸중, 혈액응고 질환 등이 1만 명당 10명 정도 증가한다고 한다.

그렇다면 호르몬 대체 요법을 위해 쓰이는 약물을 천연 식물성 호르몬으로 완전히 대체할 수 있을까? 천연 호르몬은 약물로 복용하는 용량에 비하면 함량이 극히 적다. 따라서 전문가들은 안면홍조, 얼굴 화끈거림 등의 일부 폐경기 증상을 개선시키는 데 어느 정도 효과가 있어도 골다공증 등의 폐경기 전반을 개선시키는 데는 역부족이라는 지적이다.

여성 호르몬을 직접 투여할 때 생길 수 있는 유방암 발생 위험성을 피하면서 여성 호르몬의 치료 효과를 기대할 수 있는 그런 제약이 필요한 것이다. 여성 호르몬과 유사한 역할을 하는 황체 호르몬 등의 기초가 되는 전구 물질을 주성분으로 하는 약물이 있다. 바로 오가논 제약회사의 "리비알"이 대표적인 에스트로겐 대체 제약이다. 리비알은 2002년도에 140억여 원어치가 판매된 폐경기 치료제로 가장 많이 처방을 받은 약물이다.

신촌 세브란스 병원 내분기과 임승길 교수는 "폐경기의 안면홍조, 우울증, 골다공증 등 복합적인 증상을 치료하기 위한 방법으로는 여성 호르몬 대체 요법밖에 없는 것이 현실"이라고 말했다. 임 교수는 폐경 후 2년가량 지속되는 폐경기 증상이 환자를 무척 괴롭힌다며 이를 해결하기 위해 약 2년간 여성 호르몬제를 복용하는 것이 안전하다고 강조했다.

46

한국의 독신자 증가와 중장년의 섹스 파워 : 당당하게 사랑을 찾는다.

한국의 성과학 연구소에 따르면 2005년 현재 40~49세의 한국 여성 중 71%가 주 1회 이상의 성행위를 원한다고 한다.

실제로 2004년 성인 여성 1000명을 대상으로 실시한 성의식 조사에서 40~49세의 42.2%가 주 1회의 성생활이 바람직하다고 답변했다. 주 2회도 22.8%, 주 3회 이상도 6%에 달했다.

얼마 전까지만 해도 폐경기에 접어든 50대 여성들은 질 분비물 감소로 성생활을 포기하는 경향을 보였다. 하지만 요즘엔 남성과의 잠자리를 더 오래 유지하려고 여성 호르몬을 복용하는 여성의 수가 증가했다.

47

사랑은 왜 식는가

사랑에 빠졌을 때 마치 공중에 붕 떠 있는 듯한 황홀감을 느끼는 것은 페닐에틸아민(phenylethylamine)이라는 호르몬 때문이다. 이 호르몬의 지속성은 아무리 길어봤자 불과 2~3년에 불과하다. 흔히 배우자가 외도에 빠져 번민하는 사람에게 "눈 질끈 감고 2~3년만 기다려봐. 제정신 차리고 돌아올 거야"라고 충고하는 것도 사랑의 지속기간과 관련이 있는 듯하다.

운명과도 같은 배우자를 만나고도 사네, 못 사네 하는 게 바로 우리 인간의 나약한 단면인 것이다. 사랑이 식는 데에는 그럴 만한 이유가 있을까? 부부치료의 세계적 권위자인 가트맨 박사는 행복한 부부와 불행한 부부는 특징적으로 다른 점이 몇 가지 있다고 말한다.

첫째, 이혼하거나 불행한 부부들은 호감과 칭찬을 표현하는 데 매우 인색하다. 습관적으로 장점보다 단점을 더 잘 발견하며 감사보다 불평을 더 많이 한다. 또 불행한 부부는 서로를 잘 모른다. 배우자가 무슨 색깔을 좋아하는지, 어느 친구를 가장 신뢰하는지, 친척 중 누굴 가장 싫어하는지, 어떤 경험이 가장 자랑스러웠는지, 꼭 이루고 싶은 꿈이 무엇인지 등을 모를 뿐 아니라, 알려고 관심조차 갖지 않는다.

둘째, 사랑이 식는 부부에게는 또 한 가지 특성이 있다. 양보와 타협을 못한다는 것이다. 가트맨 박사는 지난 35년간 3000쌍 이상의 부부를 연구한 결과 행복한 부부나 불행한 부부 모두 도저히 풀리지 않는 문제가 69%나 있음을 발견했다.
단지 불행한 부부는 이 69%의 문제를 싸울 때마다 지겹도록 반복하며, 한번 꺼냈다 하면 말을 삼가지 않고, 하고 싶은 대로 막 하면서 싸움을 극대화한다. 반면 쿨

하게 싸우는 행복한 부부들은 69%의 문제를 다룰 때도 말을 다듬어가면서 무척 조심스럽게 꺼내고, 싸움이 격해지면 즉시 화해를 시도한다. "우리 너무 흥분한 것 같은데 잠깐 쉬자", "미안해, 그런 뜻은 아니었는데 말이 지나쳤네", "다시 말해 볼게" 등의 말은 싸움이 가열되지 않도록 브레이크의 역할을 한다.

끝으로, 행복한 부부들은 서로의 꿈을 잘 알고 있으며 그 꿈이 이루어지도록 서로 노력하는 반면, 애정이 식은 상대의 꿈이 무엇인지도 모르거나 꿈을 무시하고 무조건 반대하고 나선다.

일생에 단 한 번이라도 시집을 출판해 보고 싶다는 아내에게 "도대체 지금 나이가 몇인데 아직도 그런 유치한 생각을 품고 살아! 꿈 깨!"라고 호통 치는 남편에게 사랑이 식지 않을 수가 있을까? 자전거로 해안도로를 따라 여행해보고 싶다는 남편의 말에 "돈도 못 버는 주제에 만날 놀러 다닐 궁리만 한다"고 핀잔하는 아내가 사랑스러울 수가 있을까?

연구에 따르면 성격차이와 이혼율과는 무관한 것으로 밝혀졌다. 문제는 성격차이가 아니라 '정서 통장'의 고갈 때문이다. 정서 통장이란 부부 사이에 공유하는 애정의 총량이라 할 수 있다. 정서 통장이 넉넉할 때는 자신감, 인내심, 너그러움, 희망, 기쁨, 평화를 느끼는 것이다. 우리 가정의 정서 통장이 충만해지기를 기대해본다(주간조선 2006년 4월 1일자 인용).

48
····

부부의 사랑은 노력이다

(1) 1234 실천운동

서로 다른 두 사람이 만난 것이기 때문에 부부 사이의 갈등은 당연하다. 그런데 이것을 제대로 조절하거나 해결하지 못하면 일정량이 앙금처럼 남게 된다. 식어가는 부부 사이에 사랑을 회복하거나 더 나은 방향으로 키워나가려면 두 가지 점을 주의해야 한다.

첫째, 불만을 토로할 때 경청하라. 상대가 불만을 표시하면 맞대응하지 말고 그 안에 있는 상대의 상처를 보는 게 좋다. 둘째, 마음을 행동으로 표현하라. 사랑은 행동으로 주고받는 것이다. 마음속의 생각을 꺼내 제대로 전달할 때 의미가 생긴다.

이렇듯 표현이 중요하다. 하지만 우리나라 부부들은 마음을 드러내는 것에 여전히 어색해한다. 따라서 사랑을 적극적으로 표현할 수 있도록 방법을 정리한 것이 '1234 실천운동'이다.

① 하루에 1번은 상대에게 사랑을 표현하라.
② 1주일에 2번은 상대의 긍정적인 면을 칭찬하라.
③ 한 달에 3번은 아내와 함께 식사하며 긍정적이고 호의적인 대화를 하라.
④ 4주일에 1번은 개인적인 시간을 용납하라.

이런 실천적인 방법은 효과가 있지만, 이 방법이 모두에게 통하는 건 아니다. 비교적 젊은 사람에게는 적용이 쉽지만, 나이든 사람에게는 변형이 필요하다. 칭찬을 하거나 함께 식사하는 시간을 갖되 '사랑한다'는 말이 영 어색하다면, 그 대신 가벼운 포옹을 하는 식으로 자신의 상황에 맞게 응용하는 것이 필요하다.

(2) 부부사랑 회복법

'부부간의 사랑을 유지하고 키우기 위해 당신은 매일 무엇을 하고 있는가?' 갈등 요소를 줄이고 부부간의 사랑을 키워나갈 수 있는 8가지 지침을 제시한다.

① 귀담아 들어라 : 잠시 눈을 마주치고 상대의 이야기를 귀담아 들으면 서로에 대한 친밀감이나 호감이 새록새록 생긴다.

② 취미를 공유하라 : 부부가 함께 하기 적당한 스포츠 댄스나 배드민턴, 등산, 인라인, 영화 등 공통의 취미를 한 가지 정도는 만든다.

③ 문자 메시지를 활용하라 : 싸우고 나서 어색할 때 말로 '미안하다'고 하긴 힘들어도 문자 메시지를 보내는 건 쉽다.

④ 가볍게 접촉하라 : 귀가하자마자 서로 꼭 안아주거나, 텔레비전을 볼 때 어깨동무를 한다거나 손을 잡고 혹은 팔짱을 끼고 걷는다.

⑤ 아내에게도 휴가를 줘라 : 일주일에 한 끼는 남편이 요리를 하며 아내의 숨통이 트일 여유를 준다.

⑥ 일찍 들어오는 날을 정하라 : 일주일에 하루나 이틀을 잠자리하는 날로 정해 일찍 귀가한다.

⑦ 서로에 대해 탐구하라 : '상대가 꼭 알았으면' 하는 식성이나 성장과정, 좋아하는 음악, 갖고 싶은 것 등을 퀴즈로 출제하고 상대에게 맞히도록 유도한다.

⑧ 역할에 대해 공부하라 : 가족 관련 사이트에 들어가서 다른 부부나 가족이 살아가는 모습을 둘러본다.

하지만 이러한 8가지 방법에도 함정은 있다. 남편이 설거지하는 걸 모든 아내들이 다 좋아하는 것은 아니며, 깜짝 이벤트가 부부 사이의 갈등 해결에 능사는 아니기 때문이다. 사실 부부 사이를 단번에 좋게 만드는 기발한 비법은 없다. 잘 참고, 노력하고, 배려하고, 이해하고, 귀담아듣는 것이 가장 중요하다(주간조선 2006년 4월 1일자 인용).

49

행복의 호르몬, '세로토닌'을 깨워라

세로토닌(serotonin)은 뇌의 시상하부에서 분비되는 신경전달물질 중 하나다. 혈액(sero)에서 분리한 활성물질(tonin)이란 의미다. 세로토닌은 사랑과 행복의 감정을 안겨준다. 또 기분을 좋게 하며 생활에 활력을 준다.

(1) 숙면과 다이어트에 효과적

지금까지 복잡한 인간의 행동을 조절하는 수십 종의 신경전달물질은 발견됐다. 그러나 그 역할이 명확히 밝혀진 것은 몇 안 된다. 이 중 세로토닌은 심신이 안정되고 평화로울 때 많이 분비된다. 뇌에서 세로토닌이 덜 만들어지면 삶의 질을 떨어뜨리는 다음 네 가지 증상이 나타날 수 있다.

첫째, 감정이 불안정해져 근심·불안·우울감에 빠지기 쉬워진다. 여성 우울증 환자가 남성 환자보다 두 배 이상 많은 것도 세로토닌과 관련이 있다.

둘째, 때때로 충동적인 성향이 나타나고 자살 위험이 높아진다. 자살한 사람의 세로토닌 수치가 비정상적으로 낮았다는 연구 결과가 이를 뒷받침한다.

셋째, 불면 등 수면 장애를 유발한다.

넷째, 식욕이 증가해 비만의 원인이 될 수 있다. 특히 살을 찌우는 탄수화물(당질)이 먹고 싶어진다.

반대로 세로토닌의 분비가 너무 많은 것이 문제가 되는 경우도 있다. 뇌에서 세로토닌이 증가하면 성욕이 떨어지고, 사정이 잘 안 될 수 있다. 현재 임상시험 중인 '다폭세틴'이란 조루증 치료제는 세로토닌의 부작용(사정의 곤란과 지연)을 이용한 약이다.

(2) 잠자는 세로토닌을 깨워라

뇌에서 세로토닌 분비를 늘리려면 트립토판(아미노산의 일종)이 풍부한 음식을 즐겨 먹어야 하는데, 트립토판은 몸 안에서 생성되지 않으므로 음식물을 통해 섭취해야만 한다.

트립토판은 모든 종류의 고기에 들어 있다. 특히 돼지고기와 오리고기에 풍부하다. 우유, 치즈, 무화과, 바나나, 초콜릿, 생선도 훌륭한 트립토판 공급원이다. 초콜릿을 먹으면 기분이 좋아지고, 밤에 잠이 오지 않을 때 따뜻한 우유를 마시라고 권하는 것도 트립토판이 세로토닌 분비를 촉진할 것으로 기대하기 때문이다.

긍정적인 삶을 유지하는 것도 필요하다. 스트레스를 받거나 기분 나쁜 일이 있으면 세로토닌이 감소된다. 햇볕을 충분히 쬐고, 많이 웃으며, 가능하면 밝게 살려고 노력하는 것이 좋다. 또한 규칙적으로 운동을 하는 것도 세로토닌 분비를 증가시킨다(중앙일보 2005년 7월 11일자 인용).

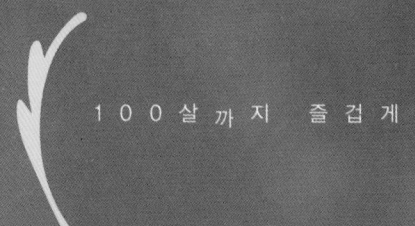

100살까지 즐겁게

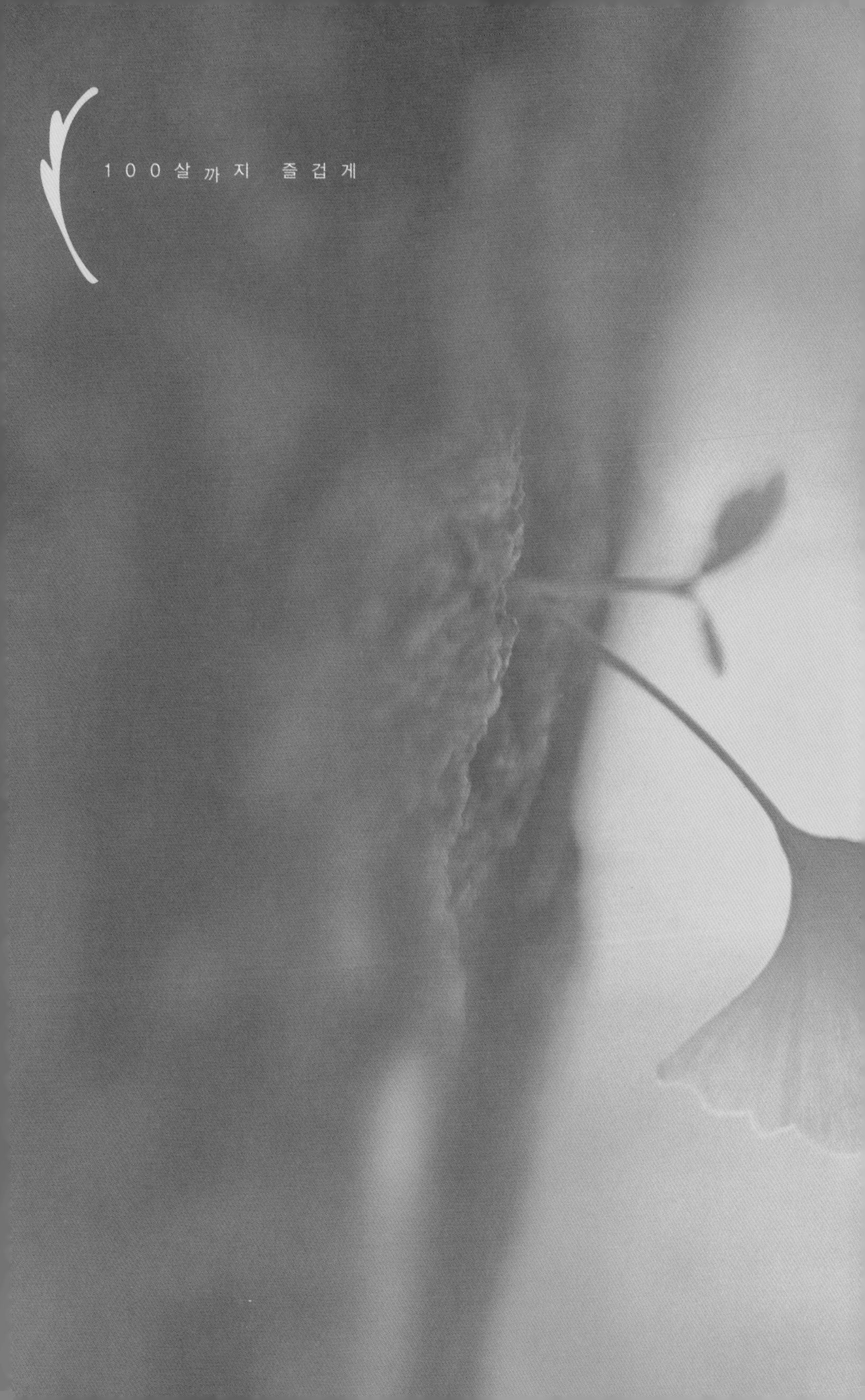

Part 02

인생의 즐거움을
찾은 사례들

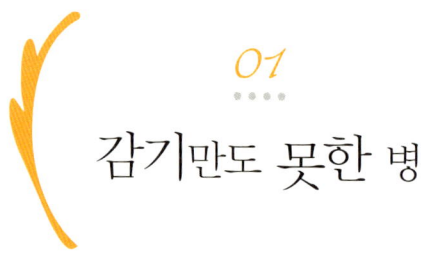

01

감기만도 못한 병

몸이 아파 병원을 찾았을 때의 진료실 풍경을 잠시 떠올려보자.

당뇨환자를 진단하는 의사는 무엇보다 합병증을 염두에 둔다. 심장혈관이 좁아지면서 심근경색을 유발하기 쉽고, 심장마비 역시 간과할 수 없는 위험 요소다. 이로 인해 혈관 수술을 하게 되는 경우 당연히 질병으로 판정되어 의료 보험이 적용된다.

만약 합병증으로 백내장이 생긴 환자가 있다고 하자. 눈이 잘 안 보이는 환자는 적절한 처치를 받으려 할 것이다. 이때 의사는 수술 판정을 내리고, 또한 보험도 적용된다. 하체의 주요 혈관이 막혀 다리가 썩어가는 경우라면 어떨까. 역시 당연히 수술을 받게 되며, 보험 적용도 가능하다.

이와 똑같은 이유로 음경 혈관이 막히고 혈류 순환이 안 돼서 발기가 안 되는 경우, 병으로 인정되는가? 애석하게도 발기 부전 증세만 가지고는 보험 적용이 안 되고 있다. 현실적으로는 질병의 하나로 인정받지 못하고 있는 처지다. 성문제로 비롯된 갈등 때문에 급기야 금슬이 깨지고 사회인으로서 고립되는 경우가 허다하지만, 단적으로 말해 감기 정도의 '대접'조차 못 받고 있는 셈이다.

사랑보다는 일, 사랑보다 명예를 중시하는 남자라 할지라도, 사랑을 잃는 상황에 처하게 되면 거세된 수컷처럼 나약한 모습을 보이는 경우를 종종 보게 된다.

얼마 전까지만 해도 남성 성기능 장애의 90% 이상을 정신적인 원인에서 비롯된 것으로 생각했으나, 요즘 정밀 기계 등에 의한 최신 진단 방법이 개발되면서 50% 이상에서 기질적인 원인임이 밝혀지고 있다.

특히 산재 사고, 교통 사고에 따른 척추·비뇨 생식기 손상 및 신경혈관, 내분비계 질환이나 스트레스성 성기능 장애 환자가 해마다 늘고 있는 추세다. 그런데 이상하게도 팔, 다리 골절상은 당연히 병원을 찾아가 수술 등의 치료를 받으면서도, 성 장애가 발생하면 어찌된 영문인지 고칠 생각을 안 한다.

예를 들어 교통사고 후유증과 심한 동맥 경화로 인해 성기능을 잃은 환자가 있다고 하자.

"발기가 제대로 이루어지지 않아요."

"수술하는 방법 외엔 도리가 없습니다."

이 말을 들은 환자는 십중팔구 고개를 갸우뚱거리며 묻는다.

"이것도 병인가요? 수술해야만 낫나요?"

배탈이 나면 당연히 내과를 가고, 목이 아프면 당연히 이비인후과를 찾는다. 외상으로 열두 바늘 수술받는 것쯤은 당연하게 여기지만, 발기가 불충분하여 만족스러운 성생활을 할 수 없는 경우 거의 무방비 상태로 아무런 대책을 구하려 하지 않는다.

성기능 장애는 다른 증세와 마찬가지로 신체의 기질적 장애에 의해 나타나는 '병'이다. 내놓고 자랑할 병은 아니지만, 그렇다고 숨겨야 할 창피한 병도 아니다. 고

치는 순간부터 인생이 행복해지는 그런 야누스적인 질
병이다.

02

마음의 병

중년 남성들의 성기능 장애 호소는 그 원인을 찾아 보면 대개 알 수 있으나 아직 결혼도 안 한 미혼 남성 들이 이런 문제를 호소할 때는 의사 자신도 난감하다. 그러나 의외로 성 클리닉을 찾아오는 환자들 중 30~40%가 이러한 미혼 남성들이다.

대부분 가벼운 성신경 불안증에 의한 심인성이 원인이 지만 그렇지 않은 경우도 종종 발견된다.

M씨(32세)가 어느 날 필자의 진료실에 다시 나타났다. 낯익은 얼굴이라 5년 전 차트를 찾아보니 미혼 시절 한 번 방문한 적이 있었다. 그때 1차 검사에서 발기 기 능이 약한 것으로 나타났으나 모든 검사를 다해서 원

인을 찾아내지는 못하고 일단 심인성 원인(?)으로 진단했었다. 자신감을 갖고 착한 파트너를 만나면 가능할 것이라고 말하고 보냈던 환자였다.

"그간 어떻게 지냈습니까?"

"2년 전 결혼했으나 성생활이 안 돼서 6개월 만에 이혼하고 말았습니다."

아! 역시 문제 해결이 안 되었던 것 같다.

다시 재혼할 의사를 물어보니 "이 상태로는 결혼해도 아내가 도망칠 것입니다. 저를 고쳐주세요 …."

다시 옛날 검사 기록을 다 조사해 보고 다시 병력을 잘 물어보니 정상적인 삽입이 힘들고 곧 시들어버려 정상적인 성생활이 거의 힘들다고 했다.

자위행위에도 단단한 발기가 안 된다고 했다.

"음, 역시 혈관계에 문제가 있는 것 같군 …."

결국 좀 힘든 검사이지만 인공적으로 발기를 유도시키면서 해면체 내압 측정 및 촬영술을 시행하여 정맥 기능을 정확히 보는 마지막 정밀 검사까지 하게 되었다. 이상하게도 이 환자는 압력 유지가 안 되고 사진을 찍어보니 큰 정맥으로 피가 모두 빠져나가고 있는 모양이 나타났다.

"음, 역시 선천성으로 정맥 계통에 이상이 있었구나."

처음에는 미혼 환자에게 큰 부담을 주기 싫었고, 또한 힘든 모든 검사를 다하기가 뭐해서 우선 심인성으로 진단했었다. 그 환자가 5년간의 경과에서도 스스로는 해결되지 않는, 선천적으로 정맥 기능에 이상이 있는 환자로 판명된 것이다.

이제는 더 이상 시간을 끌며 낭비할 수도 없게 되었다. 환자와 보호자에게 병에 대해 자세한 설명을 하고 가족들이 수술 여부를 결정하도록 하였다. 젊은이의 그곳에 칼을 대야 하니 예삿일이 아니다. 그러나 약물이나 다른 방법으로는 해결이 안 되는 환자였다.

이론적으로는 정맥 혈관 수술을 하면 일시적으로 좋아지나 재발이 잘돼 완치가 어렵고 최후의 방법으로 보형물 삽입 수술만이 가장 확실한 치료법이다. M씨는 성공적으로 수술적 치료를 마치고 잘 회복되어서, 이제 아픔 뒤에 새로운 인생을 설계할 꿈에 부풀어 있다.

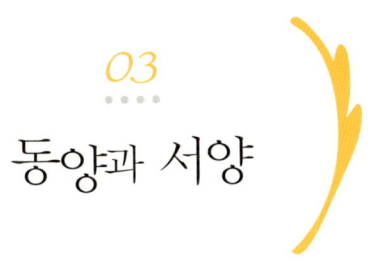

03

동양과 서양

미8군에서 미국인 중년 부부의 진료를 의뢰해 왔다.

"어떻게 오셨습니까?"

남편(56세): "아내가 병원에 가자고 해서 왔습니다."

아내(48세): "6개월 전부터 부부 관계를 못하고 있습니다. 도중에 시들어져서 관계가 안 됩니다."

우선 앓고 있는 질환이나 먹는 약 등을 조사해 보니 고혈압으로 약 1년 전부터 약물 복용하고 있었다. 혈액 검사 등을 해보니 약간의 고지혈증 외엔 다른 증세는 없었다. 발기 능력에 대한 자극 검사를 받아보니 아직 완전히 자신의 능력이 상실된 것은 아니고, 이제 동맥 경화증 및 고혈압 등으로 서서히 나빠지기 시작하는 상태였다.

"검사 결과 당장 수술해야 할 정도는 아닙니다. 1년쯤 복용약을 줄이고 운동을 하면서 관찰해 보는 게 어떻겠습니까?"

부인: "No way."

옆에 남편의 얼굴이 벌겋게 달아오른다. 부인은 남편의 현재 상황에서 약물 치료로는 효과를 기대하기가 어려우니 근본적인 해결을 해달라는 것이었다.

여러 가지 치료 방법을 설명하니 부인은 수술 방법이 가장 확실하지 않느냐고 노골적으로 압력을 준다. 남편은 마지못해 부인의 의견에 동의하여 수술 신청서에 서명을 한다. 우리나라의 부부들을 많이 대해본 필자로서는 확실히 판이하게 다른 동서의 개념 차이였다.

대부분 우리나라 여성들은 이렇게 단호하게 자기 주장을 하는 경우가 없다. 당뇨의 합병증으로 완전히 발기 불능이 되어 수년간이나 섹스 없는 부부 생활을 하고 있어 꼭 수술적 치료를 받아야 하는 경우에도, 대부분의 우리나라 부인들은 "이제 다 늙었는데 그냥 살지 무슨 수술을 해요"라고 말한다.

우리나라 여성들은 그만큼 착하고 순박하다. 어떨 때는 꼭 그렇게까지 희생하며 지낼 필요는 없는데 고정 관념 때문에 희생을 감수하고 체념하며 살아가는 예가 많다. 이들은 대부분 수술이라는 말에 거부감을 느끼고 언뜻 받아들이지 못한다. 그러나 현대 의술이 발달된 좋은 시대에 옛날 생각만 하고 살 필요는 없다, 치료하면 완치가 가능하니까.

진료실에 방문했던 동서양 여성들의 생각의 차이를 떠올려 본다. 스트레스 속에 부인 눈치를 보며 살아가는 이국 남성들에 비하면 우리나라 남성들은 부인을 잘 두어 행복한 줄 알아야 할 것 같다.

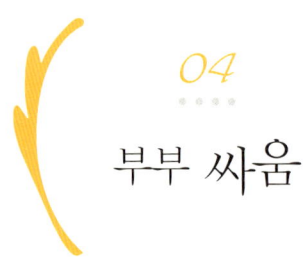

04

부부 싸움

어느 날 중년 부부 한 쌍이 진료실에 들어왔다.

"어떻게 오셨습니까?"

남편: "조루 증세가 심해서 …."

부인: "아니에요. 조루가 아니라 발기가 안 돼요. 성생활을 거의 못해요. 1년에 한두 번도 안 돼요 …."

"네?"

기죽은 남편의 모습에 비해 부인은 불만에 찬 공격적인 모습이다. 필자의 진료실에서 때 아닌 부부 싸움이 벌어지게 됐으니 따로따로 조용히 물어보아야 할 것 같았다.

"먼저 부인과 면담을 하겠으니 남편(52세)은 잠시만 밖에서 기다려 주시죠."

부인(45세)의 하소연은 이렇다. 신혼 때 6개월까지도 관계를 제대로 못해서 애기도 못 갖는 것 아닌가 했단다. 어렵게 애는 갖게 됐고, 평생을 한 번도 만족한 성생활을 못하고 지내오고 있다고 했다. 남편은 겨우 삽입 후엔 조루 때문에 부인에게 "움직이지 말라"는 주문을 하며 간헐적으로 혼자만 삽입하고 빼곤 하며 지루하게 시간을 끌게 된다고 했다.

부인이 잠잘 때에도 이런 이상한(?) 관계를 하니 차라리 자위만도 못한 부부 성생활을 해왔다고 했다. 다른 애무 방법으로 자신을 만족시켜 달라고 요구해도 남편은 매번 피곤하다며 거절한다는 것이었다. 18년이나 참아왔지만 이젠 더 이상 못 참겠다며 이혼까지 각오하고 왔다며 판정(?)을 해달라는 자세였다.

그 다음 부인을 내보내고 남편을 만났다.

"왜 부인을 애무해 주지 않으십니까?"

"아내와 같이 있으면 찬바람이 쌩쌩합니다."

남편 말은 집에 돌아오면 뚱뚱해진 아내가 차갑게 잠자리에서도 등을 돌리니 분위기가 전혀 안 되며 자기의 조루 증세는 혼자 조절하면 오래 끌 수 있으므로 삽입 시간은 짧으나 쉬면서 관계시간을 길게 갖는 게 좋은데 부인이 협조를 안 해주니 서로 불만이었다.

이 부부는 서로 다른 형태의 성반응으로 처음부터 시작이 잘못된 것 같았다.

"걱정하지 마세요. 서로 협조하시면 두 분의 문제는 해결될 수 있으니 이제부터 제 지시대로 꼭 해보세요."

"앞으로 한 달간은 서로 전신 애무로 좋아하는 부위를 5군데 찾아서 30분 이상씩 매일 애무만 하세요. 절대로 삽입해선 안 됩니다. 그리고 한 달 후에 다시 봅시다."

이미 마음이 식어진 이 부부가 얼마나 이 처방을 잘 따를지, 잘만 따라주면 치료가 가능한데 ….

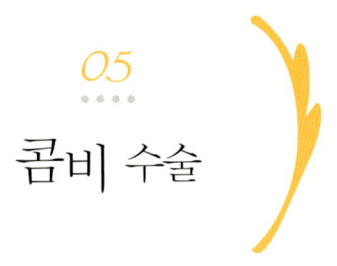

05

콤비 수술

"소변이 시원치 않고, 발기도 잘 안 되는데요."

"그동안 치료를 받은 적이 있으십니까?"

"처음에 소변이 잘 안 나와서 동네 병원에서 약물 치료를 약 1년 이상 받았고, 또한 발기도 잘 안 돼서 비아그라를 먹었더니 처음엔 효과가 좋았지만 최근엔 약으로도 점점 힘들어집니다."

62세의 M씨는 10년 전부터 지병인 당뇨병을 경구 복용약으로 치료중이며 상처 후 재혼을 앞두고 이러한 고민으로 찾아왔다.

전립선 초음파 검사 및 음경 도플러 혈류 검사를 해보니 전립선이 두 배 이상 커져 있었고, 음경의 혈류 반응도 당뇨의 합병증으로 심하게 저하된 발기 부전으로 진단되었다.

"소변 문제와 발기 문제 중에 어느 게 더 급합니까?"

"발기 문제가 더 중요한데 둘 다 한 번에 해결될 수는 없습니까? 애들한테 말하기도 곤란해서…."

그간 20여 년간 이러한 발기 부전 환자들을 치료하다 보니 보형물 삽입 수술을 받고 10여 년이 지난 환자들이 점점 늘어나고 보니 발기 문제는 해소됐으나 소변이 시원하지 않게 나오는 환자들이 점점 늘어나게 된다.

이러한 환자들에서 전립선 비대증이 생긴 경우 수술을 해야 한다. 팽창형 보형물을 삽입한 환자들에서는 요도를 통해서 전립선을 깎아내는 시술이 별 어려움 없으나 굴곡형으로 영구 발기 상태로 있는 환자들에서는 불편한 경우가 많았다.

이러한 환자들의 요구에 의해서 고안된 것이 최근 인기리에 시술되고 있는 "콤비 수술"이다.

남성 갱년기에 들어서면 남성 호르몬이 줄어들고 여러 가지 성인병들이 발병되면서 이러한 전립선 문제와 성기능 문제가 같이 나타나게 된다.

이러한 환자들을 접하면 우선 전립선 비대증 수술을 먼저 하고 2차로 발기 부전 수술을 받으라고 권한다.

이렇게 보형물 수술을 먼저 받고 전립선 수술을 받기도 하고, 전립선 수술을 먼저 받고 보형물 수술을 나중에 받는 환자들이 많아지다 보니 재미있는 현상들이 나타나게 된다.

문제는 전립선 수술은 그런대로 가족이나 주위에 떳떳하게 수술받을 수 있으나 발기 부전 수술은 무슨 큰 죄라도 지은 것 같이 가족이나 주위에 말하기 부끄러워 혼자 벙어리 냉가슴을 앓는다. 또한 두 번씩이나 수술을 받아야 하니 여러 가지 고민이 많아지게 된다.

이들을 위해 새롭게 개발된 "콤비 수술"은 두 수술을 동시에 시행함으로써 이러한 환자들의 모든 고민을 일거에 해소해 준다.

중요한 두 수술을 한 번에 하는 부담이 있을 수도 있으나, 우선 정신적으로 편안한 상태에서 며느리와 손자들의 위로를 받으며 시술을 받고 같은 시간에 모두 회복되므로 시간적으로나 경제적으로도 큰 이득이다.

처음에는 요도를 통한 절제술을 먼저하고 보형물 삽입

수술을 했으나, 최근에는 보형물 삽입 수술을 먼저 하고 전립선 절제술을 하는 것이 더 안전하였다.

의술은 오랜 경험과 노하우로 환자들의 고민을 풀어주는 직업이다. 남성 갱년기에 콤비 수술을 받고 멋진 콤비 옷을 맞춰 입고 새로운 인생을 출발하는 것도 멋있지 않은가? 환자가 만족해야 가정이 행복하고 사회도 안정되며 의사도 보람을 느끼며 하는 일이 즐겁다.

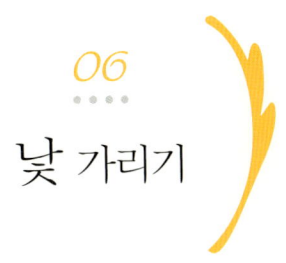

06

낯 가리기

성문제로 고민하는 여러 환자들을 대하다 보면 여러 가지 인생 단면을 보게 된다.

자기들의 말 못할 고민을 가져와서 모든 걸 다 의사에게 고백하게 되니 인생의 이런 저런 이야기를 많이 듣게 된다. 임포텐스를 호소하는 환자들 중에 선택적으로 상대방에 따라 낯을 가려서 성관계가 안 되는 경우를 호소하는 경우가 많다.

M씨(사업)는 그 동안 결혼해서 애 셋을 낳고 잘 지냈으나 계속 생활에 눈코 뜰 새 없이 지내다 보니 벌써 49세가 되었다.

이제 겨우 생활에 안정을 찾고 사업도 어느 정도 안정

되었다. 경제적으로 여유가 생기다 보니 부인에게 권태를 느끼기도 하고 좀 새로운 것을 추구해보고 싶은 충동이 생겼다.

그래서 비밀스레 젊은 K양과 만나서 새로운 인생의 재미를 보려고 몰래 외도를 하게 되었다. 뜸을 잘 들이고 분위기도 잘 잡으며 한번 멋있게 새로운 기분을 내려 했다.

그러나 막상 삽입하려는 순간 '이게 웬일인가?' 양심의 가책이 됐는지 일어서질 않는 것이다.

창피하고 망신스러워서 얼버무리고 우선 다음 기회를 보기로 했다. 그 다음에도 K양과는 잘 안 되는 것이었다. 그래서 아무래도 이상해서 필자에게 찾아왔다는 것이다.

"부인과의 관계는 어떻습니까?"

"우리 집사람과는 아무 문제없는데 그런데 밖에서는 영 안 되는데요 …."

이러한 문제로 상의해 오면 이것은 무조건 심인성 원인의 환자다. 더 멋있게, 더 잘해보려는 욕심이 긴장을 불러일으켜 교감 신경계의 기능항진으로 발기를 방해하는 것이다.

골프에서 멋있는 샷을 하려고 너무 힘이 들어가면 빗맞는 경우와 똑같은 이치인 것이다. 그저 평안한 마음으로 임해야 좋은 섹스가 되는 것이다.

"참 부인 잘 두셨습니다. 행복하신 줄 아시고 딴 마음먹지 말고 조강지처 잘 위해 주세요. 다른 부인 얻었다면 아마 벌서 임포텐스 환자가 됐을 겁니다."

위와 같은 경우는 처방 내리기가 쉬우나 때로는 매우 곤란한 경우가 있다.

K씨(48세)는 중년 들어 부인이 뚱뚱해지고 살이 쪄서 매력이 없어지면서 도무지 부인 곁에 가기가 싫었다. 밖에서 젊은 여자들하고 교제할 때는 아주 잘 기능을 발휘하는데 부인 앞에서만은 죽어 버린다는 것이다. 그러니 점점 부인을 멀리하게 되어 가정적으로 매우 곤란하다는 것이었다. 이 경우에도 선택적인 기능장애이므로 신체적 장애는 없는 심인성 원인인 것이다.

그러나 이런 경우 심인성 원인이니 마음을 잘 다스리고 시도해 보라고 하나 문제가 그리 쉽게 해결되질 못

한다. 그렇다고 이혼하라고 할 수도 없고 ….

비방이 생각나지 않는다. 고민 끝에 최면 요법을 권해
본다.

"아! 이제부턴 부인과 관계 시에는 눈을 감고 '이 여자
는 김양이다.'라고 다섯 번 주문을 외우고 관계를 가져
보세요!"

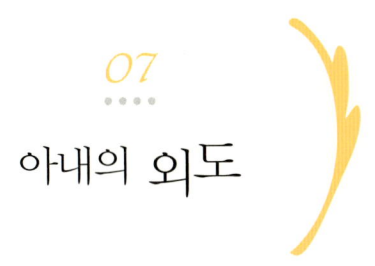

07

아내의 외도

어느 날 인생 상담을 하는 한 통의 편지가 배달되었다.
"선생님, 제 아내가 바람을 피우고 있습니다. 이대로
살자니 괴롭고 헤어지자니 애들이 불쌍하고, 죽고만
싶습니다. 제 문제도 치료가 가능할까요?"
진료실에서 마주 앉은 예술가 L씨(49세)는 인생 고민을
털어놓기 시작했다. 두 자녀를 두고 작가 생활을 하며
단란한 가정을 꾸려 왔다. 그러나 3년 전부터 서서히
발기 장애가 나타나면서 성생활이 끊어진 부부 생활을
해오게 되었다고 했다. 그러면서 부부 사이의 대화가
조금씩 뜸해지기 시작했다.
최근 들어 부인의 외모와 행동이 조금씩 이상해지기

시작하더니 주위 사람들이 마누라 잘 감시하라고 충고
들을 해준다. 그래도 설마 설마하고 지내다가 어느 날
또 화장하며 외출하는 아내를 미행해 보기로 했다.

체격 좋은 남자와 만나더니 정말로 러브호텔로 들어가
는 게 아닌가! 두근거리는 가슴으로 정신을 차릴 수가
없었다. 쳐들어갈 것인가 말 것인가 한참을 고민하다
차마 현장을 확인할 용기가 안 나고 또 자신도 감당
못할 무슨 사고를 낼지 몰라 슬그머니 꼬리를 내리고
집으로 돌아와 버렸다.

하늘이 무너지는 것 같았으며 화가 나서 견딜 수가 없
었다. 다시 쳐들어가 볼까 생각하다가 끝내 포기하고
말았다. 도둑고양이 같이 살그머니 늦게 집에 돌아온
부인을 살기등등하게 마구 다그쳤다.

"당신 어떤 놈 만나고 왔어? 사실대로 말해봐"

"그래요. 미안해요. 우리 헤어집시다."라고 한다. 막상
이렇게 나오니 차마 헤어질 수도 없고 또한 그 동안 자
기가 해준 게 없으니 더 이상 다그치지도 못하게 됐다.

"차라리 모르고 지내는 게 더 나았을걸 …."

이젠 아주 공개적으로 외도를 하게 되니 모르고 속으면서 지내는 게 더 좋았다. 살자니 괴롭고 희망이 없고 죽자니 애들이 불쌍해서, 죽을 수도 살 수도 없는 자포자기의 상태에서 필자를 찾아오게 된 것이었다.

"염려 마세요. 치료는 가능합니다. 그런데 치료되면 부인을 용서해 주고 같이 살 생각입니까?"

"그래야지요. 다 저 때문에 그렇게 된 것이니까요."

수술적 치료로 남성 기능을 되찾고 새사람으로 태어난 L씨는 환한 얼굴로 "선생님 정말 감사합니다. 제 가정을 구해 주셨습니다." 하며 퇴원했다. 그 후 몇 개월이 지난 후 L씨 부부가 어떻게 변했는지 갑자기 궁금해서 연락을 해 보았다.

"요즈음 어떻습니까? 부인과 사이는 이제 좋아졌습니까? 아직도 부인이 자주 외출합니까?" "아니요, 요즈음은 아내가 잘 나가지 않고, 제 곁에만 붙어 있지요. 이젠 오히려 제가 나갈까 봐 걱정하던데요."

08

아픔도 즐거움도 함께 하는 부부

10여 년간 당뇨로 고생하던 S씨(53세)는 발기 부전에 대한 제반 검사를 마치고 수술을 받기로 결심했다. 부인의 승낙을 받기 위해 면담을 요청하니 전통적인 한국 여성상의 부인이 나타난다.

수술에 대한 모든 설명을 하고 나니 부인이 "저도 수술을 받으려 하니 같은 방에 있게 해주세요."라고 한다.

"네? 부인은 무슨 수술을 받으려고요?"

"남편이 저를 위해 수술을 받으려 하니 저도 남편을 위해 이 기회에 수술을 받는 게 좋겠어요." 하며 얼굴을 붉힌다. 이쁜이 수술을 받겠다는 이야기다.

평생 의사 생활에 이런 제안은 처음 받아본다. 가만히

생각을 해보니 한방을 쓰면 서로 아픔을 같이 하고 회복기간도 같이 하고, 정신적·경제적으로도 좋고 여러 모로 좋은 점들이 한두 가지가 아니다. 정말로 기발한 아이디어였다. 무엇보다 두 부부의 끈끈한 정에 감동받았다.

병원 규칙에 어긋나지만 특별히 병실 간호사에 부탁하였다. 병실 역사상 처음 있는 일이라 난색을 표명하던 간호사들도 이 부부의 정에 감동 받아 유례없는 남녀 혼방을 만들어 냈다. 남편은 비뇨기과에서, 부인은 산부인과에서 같은 날 수술을 하기로 날짜를 잡고 기본 검사를 하였다.

그런데 이상하게도 부인 가슴 사진에 이상한 덩어리가 나타난다.

'아 이게 무언가.'

급히 흉부외과와 상의하니 흉강 내 종양이므로 수술을 받는 게 좋겠다고 한다. 아무 증상 없이 남편 따라 들어왔다가 엉뚱하게 흉강 종양 진단을 받은 것이다. 덩어리는 암일 가능성도 있으니 갑자기 문제가 심각해졌다.

남편은 "제 문제는 나중에 해결하기로 하고 우선 아내 문제부터 해결합시다."라고 말했다.

졸지에 주객이 전도되어 부인의 수술을 먼저 받았다. 다행히도 양성 종양으로 나타나자 노심초사하던 남편은 "부인의 사랑과 중요함을 더 새롭게 느끼게 된 좋은 계기가 된 것 같습니다. 일찍 발견된 것이 오히려 전화위복이 되었어요. 감사합니다."라고 말하며 퇴원을 했다.

그 후 아직 6개월이 지나도 소식이 없으나 얼마 안 있어 같이 건강한 모습으로 다시 나타나리라 기대된다. 무엇보다도 흐뭇한 점은 섹스 없이도 얼마든지 행복할 수 있는 이들 부부의 끈끈한 정이 무엇보다도 소중하게 느껴졌다..

서로의 사랑과 신뢰가 있는 이들 부부가 언제 다시 나타날지 …. 아마 다시 나타나지 않아도 이들 부부는 아무 문제없이 행복하게 지내고 있을 것임이 틀림없다.

09

성공(性功)해야 성공(成功)한다

선배를 통해서 유능한 공무원으로 활약하다가 지금은 사업을 하고 있다는 P씨를 소개받았다. 당대 행정 기관을 주름잡던 사람이라는 소문이 무색하리만큼 매우 초췌하고 기력 없는 모습이었다.

"무슨 문제가 있습니까?"

"성욕이 떨어지고 발기가 잘 안 돼서요."

"알고 계신 병이나 평소 복용하는 약이 있습니까?"

"병을 크게 앓은 적은 없고요. 단지 스트레스가 많아서 정신과에서 주는 약을 먹어가며 겨우겨우 버티고 있지요."

과음·과로·스트레스에 우울 증세까지 겹친 P씨. 마

침내 일상 생활이 힘들어질 정도가 되자 주위 사람의 권유로 2년 전부터 약물 치료를 받고 있다고 했다.

우선 기본적인 몇 가지 검사를 받도록 했다. 혈액 화학 검사에서는 별 다른 이상이 나타나지 않았지만, 비디오를 통해 시청각 자극 반응을 체크한 결과 매우 불안정한 발기 증상을 보였다. 뇌하수체의 프로락틴 호르몬 수치는 조금 증가되어 있었다.

"치료 방법이 있겠습니까?"

그의 목소리는 거물답지 않게 흔들렸다. 치료에 들어가기 전에 정신과 의사와 상의해서 복용중인 약을 최소로 줄일 것을 권했다. 그렇다고 약을 무조건 다 끊을 수는 없는 일. 정신과적인 약물 치료를 받으랴, 갈수록 스트레스 쌓일 일이 늘어만 가니 그나마 이따금씩 서던 페니스가 그만 주눅이 들면서 계속 움츠러들기만 하는 것이었다.

이렇게 자꾸만 '작아지는' 남편을 둔 아내의 마음은 어땠을까. 자식이 아프면 가슴이 미어지고 배우자가 아프면 머리가 찡찡하다고, 아내의 눈에는 이러한 남편이 점차 성가시게 비쳤던 모양이다. 과거에는 일에

미쳐 살던 남편이 이제는 정반대로 일을 피해 다니고, 밤이면 아내와 등 돌리는 악순환을 계속하고 있으니 말이다.

사랑과 성공! 어떤 남자든 선망하는 것이지만 그것을 이루고 잘 지켜나가기란 쉽지 않다. 몇 차례 면담 끝에 그는 마음을 세우고 다시 한 번 인생에 도전해 보겠다는 뜻을 밝혔다.

사전에 정신과의 자문을 구한 결과 다행스럽게도 수술로 발기 장애를 치료할 수 있다면 정신과 치료에도 도움이 되겠다는 회신이 왔다. 보형물 삽입 수술은 그렇게 적잖이 어려운 과정들을 밟아 선택된 비장의 카드였다.

그가 퇴원한 지 3개월쯤 되었을까. 갑자기 응급실에서 전화가 왔다.

"지난번에 수술받은 P 사장님께서 응급실에 계십니다. 고름이 나오는 등 상태가 영 좋지 않아요."

'혹시 보형물 수술한 게 탈이라도 났나?' 걱정하면서 응급실로 달려가 보니 고름이 나오는 부위는 요도였다. 휴! 요도염이었다. 수술 후 한 달 반 정도 지나 부인과 관계를 해도 좋다고 허락했는데, 모처럼 흥분한 그는 밖에서 먼저 테스트(?)를 한 모양이었다. 그리고는 갑자기 요도에서 고름 같은 것이 흘러나오니까 놀라서 달려온 것이다.

"아니, 부인과 관계하라고 했지, 이렇게 딴 동네 가서 병을 얻어 오시면 어쩝니까?"

그 후 1년 만에 사회에서 만난 그는 전과 비교가 되지 않을 정도로 힘 있는 모습이었다. 우울증 약을 먹으며 살던 때의 환자와는 전혀 다른 모습이었다.

"아예 딴 분 같으십니다. 축하해요."

그의 이야기인즉, 수술 후 무엇보다 마음의 안정을 되찾으면서 점차 약을 줄이게 됐고, 이제는 거의 약 없이도 정상적인 생활이 가능해졌다고 자랑했다. 그러니 밤과 낮이 자연 행복할 수밖에 없더라는 것이다.

옛 명성을 되찾아 멋지게 변신한 그의 소식을 이따금 신문 기사에서 마주치면서 새삼 이런 생각에 빠져든다. 남자는 역시 그게 살아야 다 살아나는구나!

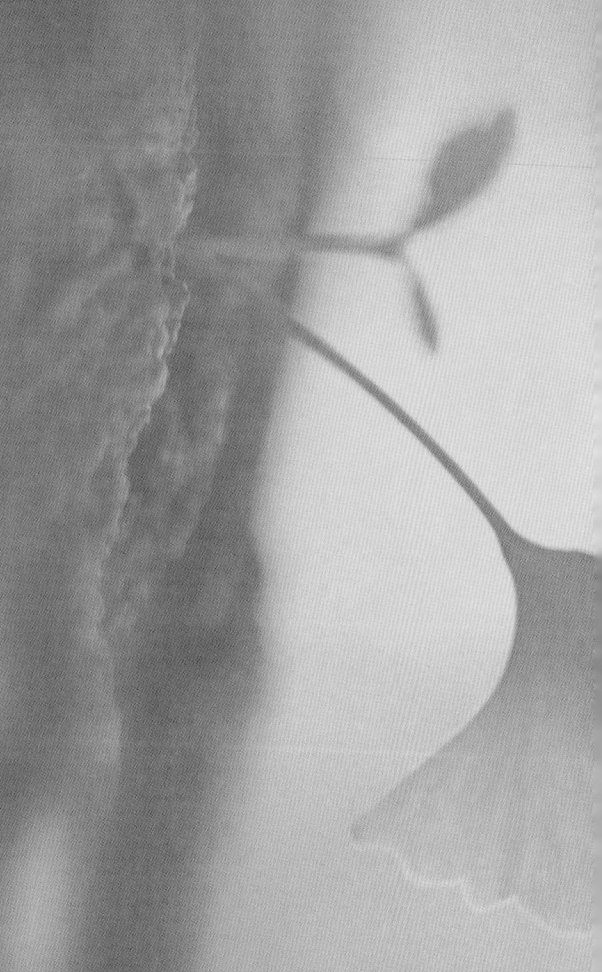

100살까지 즐겁게

Part 03

스태미나 식품

유태종(건양대학교 식품연구소 소장)

01

스태미나란 무엇인가

스태미나는 현대인들의 간절한 소망이 되어 버렸다. 건강은 힘을 낳고 힘은 곧 인생의 황금기를 얻게 한다. 스태미나, 그 힘의 비결은 어디에 근거한 것일까? 스태미나(Stamina)란 라틴어다. 어원은 스타멘(Stamen), 즉 꽃수술의 복수가 스태미나다. 수술의 특징은 화분(꽃가루)을 가지고 있다는 것인데, 화분은 수술의 생식 세포이므로 스태미나를 정력으로 표현하는 이유가 바로 여기에 있는 것이다.

화분은 생식 세포로서 그 세포 속에 쇠사슬처럼 이어져 있는 핵산인 DNA가 모든 유전 형질을 결정짓게 된다. 이 DNA는 함께 존재하는 핵산인 RNA와 더불어 생명체를 조립해서 창조한다. 화분 속에 숨겨진 생명의 근원이 바로 인체에 흡수되면 강장 강정에 유효하리라는 것은 쉽게 이해가 가는 점이라 하겠다.

여러 지역이나 나라에 따라 이른바 강장 강정 식품, 즉 스태미나 식품으로 전래되어 온 것이 많이 있다. 이들은 대부분 옛날부터 특수한 효능이 있다고 알려졌거나 몸에 이롭다고 전해져 온 식품들이다.

사람의 몸은 약 60조 이상의 세포가 모여 만들어져 있다. 그리고 구성 단위는 모두 RNA와 DNA이다. 이 세포의 성분을 보면 70% 가까이가 수분이고 나머지는 거의 단백질이 차지하고 있다.

(a) 스태미나의 비결

단백질 함유량이 높은 동물성 식품을 평소 식사에 곁들이는 것이 효율적으로 스태미나와 건강을 유지하는 비결이 되어 왔다.

미국의 남북전쟁에서 남군이 지고 북군이 승리를 거둔 것을 우리는 잘 알고 있다. 이 승패의 한 가지 요인이 단백질의 공급량에 있었다고 해석하는 사람까지 있다.

북군 병사들은 고기나 우유 제품을 충분히 먹었는데 남군 병사들은 옥수수가 주식인 저단백질식을 했다고 한다. 단백질이 부족한 저단백질식으로는 정신력과 체력이 떨어질 수밖에 없었다는 것이다.

제2차 세계 대전 때 식량 사정이 나쁜 외딴 섬에서 싸운 일본군들의 간장은 지방간이 되고 급기야는 위축된 경우가 많았다고 한다. 단백질 부족이 초래한 대표적인 영양 실조의 사례다. 이러한 사실로 미루어볼 때 스태미나 식품의 주종을 이루고 있는 것이 단백질 식품이라는 것에 수긍이 갈 것이다.

(b) 스태미나는 식품, 휴식, 운동으로 키워진다

삼복 더위에는 체온이 올라가는 것을 막기 위해 다른 계절보다 20~30%나 혈액이 피부 근처에 더 모인다. 그래서 위장과 근육의 혈액 순환이 부족하기 쉽다. 그렇게 되면 식욕이 떨어지고 만성 피로 등 이른바 여름을 타는 증세가 나타난다.

건강과 스태미나는 식품, 휴식, 운동으로 유지되고 키워진다는 사실을 잊어서는 안 될 것이다. 그 중에서도 식품은 가장 중요한 요소로 요즘에는 스태미나를 증진하는 데 큰 효능이 있다는 스태미나 식품, 스태미나 요리라는 말까지 등장하고 있다. 그런데 스태미나 식품이라고 따로 규정된 특수 식품은 있을 수 없다. 이들은 대부분 옛날부터 특수한 효능이 있다고 알려졌거나 몸에 이롭다고 전해져 오는 식품들이다.

과학이 발달함에 따라 이들 효능이 점차 밝혀져 가고 있어 일부는 그 과학성이 입증되고 있다. 그런데 이것들이 대부분 단백질성 식품이라는 사실은 매우 흥미롭다. 단백질이 부족하면 성호르몬의 분비도 줄어든다. 따라서 단백질이 모자라는 식사를 하면 스트레스와 섹스에 약해지는 것은 당연하다.

(c) 모든 영양소를 균형 있게 갖춘 스태미나 식품

진정한 스태미나란 모든 영양소를 균형 있게 충분히 가지고 있어야 한다. 즉 양질의 단백질, 지방, 비타민, 무기질이 고루 갖추어진 식사를 뜻하는 것이다.

우리가 흔히 스태미나 식품이라고 일컫는 자라, 보신탕, 멧돼지, 장어, 녹용 등은 이러한 영양소들을 비교적 골고루 갖추었을 뿐 완전한 식품일 수는 없다. 완전한 식품은 지구상에 없다. 육류, 생선, 우유, 치즈 등 단백질과 채소, 버섯 등을 골고루 먹어야 한다. 고기나 생선만 먹는다든가 채소만을 지나치게 먹는다고 힘이 샘솟을 수는 없는 법이다.

대표적인 스태미나 식품들과 허실

(a) 동물에게서 나는 것

① 녹용

인삼과 더불어 강정의 대표격으로 손꼽혀온 것이 녹용이다. 삼천 궁녀를 거느렸던 한무제(漢武帝)는 스태미나가 대단했던 것으로 알려져 있는데, 그 원천이 바로 사슴이었다고 한다.

구덩이를 파고 발정이 난 수사슴을 그 안에 넣으면 녀석은 몸부림을 치고 분출한 정액과 흙으로 몸이 뒤범벅이 된다. 그러면 이 냄새를 맡은 암사슴이 오게 된다. 우리 안의 수사슴은 미친 듯이 교접을 원하지만 뜻을 이루지 못해 드디어 자폭하고 마는데, 그때 방출되는 정액을 채집하는 것이었다.

사슴 중에서도 강장 효과가 가장 뛰어난 것으로 치는 것은 매화사슴이다. 지린성(吉林省)이 주산지인데 몸에 매화꽃과 비슷한 흰 무늬가 나 있다. 이전에는 온몸을 귀하게 여겼으나 지금은 녹용이 주체가 되고 있다.

녹용은 사슴의 뿔로 대각(袋角)이라고 하며 맨 끝을 가장 귀하게 친다. 납과 같이 희어서 '납편'이라고 불리기도 한다. 그 다음 층은 혈액이 통해 있어 혈편, 이어져 있는 층은 풍편, 맨 밑부분이 골편이다.

녹용에는 단백질, 비타민, 인, 칼슘, 마그네슘 등이 풍부하며 여성 호르몬도 들어 있다. 따라서 인체의 발육이나 생장, 조혈을 촉진하는 작용이 있고 알맞게 먹으면 강정 효과가 있다고 한다. 빈혈, 심장 쇠약, 음위(남자 생식기 질환), 자궁의 출혈 등을 치료하기 위해 이용되기도 한다.

매화사슴 수컷은 생후 1년이면 뿔이 나고, 해마다 봄이 되면 전해에 잘라낸 자리에 새 뿔이 솟는다. 2개월 후에는 20~30cm 가량으로 되고 두세 가지로 나뉘어 뻗는다. 5~7월이 녹용 채취기이고, 녹용의 부패 변질을 막기 위해 곧 가공하는 데 손이 많이 간다. 녹용을 수증기로 찌고 불에 그슬려 정혈하면서 건조시킨다.

이 녹용은 녹용주로도 이용되어 중국뿐 아니라 독일에서도 '야가마이스터'라는 이름으로 제조 판매되고 있다. 소주 1리터에 녹용편 10g, 마 30g, 꿀 100g을 담그면 1개월 만에 녹용주가 만들어진다. 많이 자란 녹용은 효력이 떨어지며 우리나라에는 돼지피를 녹각에 흡착시킨 것이 많아 문제가 되고 있다.

② 끈끈한 물질 '뮤신'

기력이 떨어진 경우 몸에 좋은 강정 식품으로 흔히 장어류, 마, 곰발바닥, 상어지느러미, 닭날개, 목이버섯, 달팽이 등을 꼽는다. 이들 식품들은 동식물성으로 종류는 다양하지만 하나의 공통점이 끈끈하다는 것이다. 이 끈끈한 물질을 '뮤신'(Mucin)이라고 한다. 한 연구 결과에 따르면 뮤신을 쥐에게 먹였더니 성장이 촉진되었고 운동 기능이 향상되었다고 한다. 뿐만 아니라 고환의 무게가 늘어났고 수명도 길어졌다고 보고되었다. 이 '뮤신'은 단백질을 잘 흡수시키기 때문에 강정 강장 효과가 있는 것으로 해석되고 있다.

'콘드로이친 황산'은 강장 강정 효과가 있는 뮤신의 한 가지다. 결합 조직의 주요 구성 성분이므로 어디에나 다 있고 특히 피부, 연골, 혈관, 힘줄, 점액 중에 많이 들어 있다. 도가니탕이나 수구레, 편(쇠가죽에서 벗겨낸 질긴 고기를 고아서 굳힌 음식)에도 이것이 많다.

'콘드로이친 황산'의 작용은 조직 중에 수분을 유지시키는 작용이 있어 피부나 혈관, 내장 등에 윤기를 주게 된다. 따라서 이 성분을 충분히 공급하면 세포가 젊어지고 그 기능이 높아져 노화 방지나 강정 강장 효과가 기대되기도 한다. 닭고기의 경우 살코기가 많은 닭다리보다 '콘드로이친 황산'이 많은 닭날개가 강정 효과에 좋은 것으로 알려져 있다. "닭날개를 먹으면 바람이 난다."는 말도 아마 여기에 근거해서 생겼을 것이다.

프랑스 사람들이 강장 식품으로 치는 달팽이에도 '뮤신' 즉 '콘드로이친 황산'이 많다는 공통점을 가지고 있는 것도 흥미 있는 일이다.

③ 간 종류

북극에 사는 동물 중에서 가장 덩치가 크고 힘이 센 북극곰은 300kg에 이르는 것도 있다고 한다. 그 큰 덩치가 군더더기 피하 지방이 아니라 단단한 근육으로 이루어져 있고, 수영 실력은 올림픽 선수급이며 균형 잡기 어려운 빙산을 걷는 솜씨가 탁월하다.

현명한 사람이라면 스태미나의 상징인 북극곰이 도대체 무엇을 먹고 있는가를 궁금해 할 것이다. 얼음과 눈에 둘러싸인 북극에서는 스태미나의 왕자라도 굶주려서는 맥을 추지 못할 것은 뻔하다. 그래서 생선, 새, 해초 등 닥치는 대로 잡아먹는데 물개를 잡아먹을 때엔 아무리 시장해도 가죽과 내장밖엔 먹지 않는다고 한다.

그것이 곧 북극곰의 스태미나를 지탱하는 비결이다. 아프리카에 사는 사자도 얼룩말을 잡아 내장만을 먹어 치운다고 하는데, 동물계의 왕자들이 내장의 우수성을 터득하고 있는 것이다. 내장 중에서도 영양적으로 가장 뛰어난 것이 간(肝)이다. 스태미나를 찾는데 혈안인 사람들은 사슴이나 멧돼지의 간만이 강장 효과가 있는 것으로 잘못 알고 있다.

동물의 간은 크고 작은 차이 외에는 큰 영양적 차이가 없다. 날 것이어야 좋다고 하는 생각 역시 잘못된 것이다. 날 것으로 먹는 경우 기생충의 염려가 있어 위험 부담률이 커진다. 요리에 의해 파괴되는 영양 성분은 비타민C 등 극히 제한된 것이고 그 양도 얼마 되지 않는다.

간은 영양 만점이라고 하나 살코기와 마찬가지로 산성 식품이다. 따라서 해초나 채소 등과 어울려 먹어야 그 진가를 100% 발휘할 수 있다는 것을 명심해야 한다. 이따금 간 요리를 식탁에 올리는 주부는 현모양처가 아닐 수 없다.

④ 달팽이 요리

요리란 식품을 먹기 쉽고 맛있게 만드는 방법이다. 그러한 면에서 높이 평가되고 있는 것이 프랑스 요리와 중국 요리이다. 프랑스 요리 중에서도 명성을 얻고 있는 것이 달팽이 요리인 '에스카르고'이다.

프랑스, 중국, 일본 등지에서는 달팽이가 정력 강장 식품으로 애호를 받고 있으며 특히 '밤을 위한 정력 요리'로 유명하다. 제2차 세계 대전 중에는 일본에서는 달팽이 통조림을 만들기도 하였다. 스페인에서도 '카라고레스' 요리의 원료로 이용되고 있다. 그런데 먹는 습관이란 이상해서 지역에 따라 차이가 심하다. 미식가들이 군침을 흘리는 달팽이는 우리나라 사람에게도 생소한 식품인 것이다.

사람이 핀잔을 받거나 겁이 날 때에 움찔하고 기운을 펴지 못하는 것을 비유하는 말로 달팽이 눈이' 되었다고 한다. 신축 자재인 두 쌍의 곤봉산 촉각이 있고 눈에 시력은 없으나 밝고 어두운 것을 판별하는 눈이 있다. 달팽이는 연체 동물인데 우렁이와 비슷하며 나선형의 깍지가 납작하게 눌린 것 같고 두껍지 않다. 깍지가 없는 것도 있는데 정력 강장제로는 그것이 더 좋다고 한다.

달팽이의 몸은 깍지 안에 들어 있으나 길게 나와 기어다니는데, 살에 끈끈한 점액이 있어서 자국이 난다. 이 끈끈이는 뮤신이라는 성분인데 '콘드로이친 황산' 이 주성분이다. 이것은 사람을 비롯한 생물의 결합 조직의 주요 성분이므로 온몸에 존재하는데 특히 피부, 연골, 혈관, 점액 중에 많다. 이 '콘드로이친 황산'의 작용에는 조직 중의 수분을 유지시켜 주는 힘도 있으므로 피부나 혈관, 내장 등에 윤기를 주게 된다.

나이가 들면 세포의 노화가 일어나게 마련이다. 즉 세포 위축, 수분 감소, 불필요한 물질의 침착, 색소 과립의 침착, 칼슘의 침착 등이 일어난다. 한편 조직 중의 '콘드로이친 황산'도 줄게 마련이다. 따라서 '콘드로이친 황산'을 충분히 공급해 주면 세포가 젊어지고 노화 방지나 강장 강정 효과가 생기게 되는 것이다.

달팽이는 자웅동체로 몸안에서 난생(卵生)한다. 밤에 나무나 풀 위에 기어 올라가 미생물과 어린 잎 등을 먹는데 지방에 따라서는 뽕나무나 농작물을 해치는 일도 있다. 달팽이는 18%가량의 단백질을 가지고 있는 단백 식품이며 무기질로 칼슘이 풍부하게 들어 있다.

또한 달팽이에는 비타민B_1, B_2와 나이아신이 많다. 한방에서는 달팽이를 백일해 치료에 써 왔고 그 껍질로 부스럼과 종기에 붙이기도 했다. 지네 같은 독충에 물린 데 바르는 민간 요법도 있다.

달팽이가 식용되는 곳에서는 자연생뿐 아니라 인공 양식을 해서 원료를 공급하고 있다. 달팽이는 미끈한 뮤신을 먹으면 단백질의 흡수와 합성을 촉진하므로 힘을 내는 효과가 기대된다.

⑤ 로열젤리

로열젤리는 여왕벌이 평생 먹는 식량이다. 여왕벌의 수명은 일벌보다 40배나 더 오래 살며 체격도 3배나 더 크다. 뿐만 아니라 매일 자기 몸무게에 상당하는 1500~3000개가량의 알을 산란하는 것이다. 또한 여왕벌은 일벌에 비해 1주간의 성장력이 500배나 되는 경이적인 능력을 가지고 있다.

수만 마리 중 단 한 마리의 암벌에게만 이렇게 놀라운 능력을 생기는 이유가 무엇일까? 그 비밀의 열쇠가 바로 로열젤리이다. 이 로열젤리를 먹을 수 있는 특권은 여왕벌에게만 부여되고 있다.

만일 여왕벌이 자취를 감추게 되면 일벌은 지금까지 여왕벌에게만 공급하던 로열젤리를 자기들이 먹기 시작한다. 그러면 얼마 안 가서 일벌의 난소가 비대해져 산란(무정란)하게 된다. 이것을 보더라도 여왕벌의 위대한 산란 능력과 체력은 로열젤리에서 비롯되는 것임을 알 수 있다.

로열젤리는 부화 후 4~12일까지의 젊은 일벌의 인두선에서 분비된다. 인간으로 말하면 타액선에 해당하는 것이다. 사람은 17~18세에 타액선에서 호르몬인 파로틴 분비가 왕성하다. 일벌의 부화 후 4~12일이 사람의 17~18세에 해당하는 것이다. 로열젤리가 회춘의 효과가 있다고 해석되는 점이 바로 이것이다.

일벌의 체내에서 로열젤리의 원료가 되는 것은 벌꿀과 꽃가루이다. 로열젤리는 벌꿀과는 전혀 다른 것으로 왕유(王乳)라고도 하는데 왕대(王臺)에 모아지는 유백색의 정액이다. 벌꿀과 꽃가루가 혼합된 먹이를 먹고 자란 일벌들은 산란을 하지 못하며 1개월쯤 지나면 죽고 만다.

나폴레옹의 정력은 로열젤리에서 나온 것이고, 로마교황 비오 12세가 위독 상태에 빠졌을 때 주치의 리시 박사가 처방한 것도 로열젤리였다고 한다. 1958년 세계 양봉가 회의에서 교황이 스스로 참석해서 양봉을 칭찬한 후, 로열젤리의 체험담을 발표하자 세계의 주목을 받게 되었다.

구소련의 공중위생국에서 1세기 이상을 산 장수자 중 많은 사람이 양봉가이며 로열젤리를 먹고 있다는 사실을 소개한 적이 있었다. 장수촌으로 유명한 구소련의 지방들에는 일정한 공통점이 있다. 그들의 주식은 양고기, 양젖, 로열젤리, 화분, 벌꿀, 채소, 과실 등이다. 게다가 깨끗한 공기와 맑은 물이 있고, 활동적이고 근육 운동을 좋아하며, 성적 호기심이 왕성한데다 매우 낙천적이었다.

로열젤리는 이름과는 달리 젤리상(像)이 아니다. 수분이 65~70%, 단백질 15%, 지방 5%, 당분 10%, 무기질 0.8%로 꿀보다 더 물렁한 성분이다. 특히 비타민B군의 함량이 벌꿀보다 월등히 많고 체내에서 자율 신경을 지배하는 아세틸콜린의 양은 천연 물질 중 최고이다.

아미노산도 여러 가지가 들어 있는데 필수 아미노산말고도 뇌 대사에 관계가 깊은 γ 아미노낙산이 들어 있는 것이 특색이다. 10-하이드록시데센산도 존재하는데 이것은 암의 성장을 억제하는 물질로 관심을 끌고 있다. 로열젤리는 항생 물질 작용이 있고, 현저한 항암 효과가 인정되고 있다. 성기능 부진, 정신 불안, 갱년기 장애, 혈압, 수술 후의 쇠약 등에 탁월한 효과가 보고되고 있는 사실로 보아 확실히 신비스러운 식품임에 틀림없다.

독일의 브테난트와 미국의 헤이닥 등의 과학자에 의해 로열젤리가 각종 비타민과 미네랄을 비롯하여 호르몬 생성 물질이나 당질, 아미노산 등 40여종의 성분을 함유하고 있다는 사실이 알려졌고, 판토텐산과 비타민E, 비오틴 등도 다량 함유하고 있다고 한다. 뛰어난 생명력의 근원인 R물질이라는 것도 함유되어 있다고 하여, 아직도 미지의 성분이 있는 것으로 믿어지고 있다.

최근에는 식품에도 많은 공해 논란이 있다. 영양가 높은 식품도 농약에 오염되어 문제가 많기 때문이다. 그런데 로열젤리는 무공해 식품으로 보증할 만하다. 꿀벌은 농약에 매우 약한 곤충이어서 미량의 농약이 있어도 곧 죽고 만다.

따라서 꿀벌의 체내에서 만들어지는 로열젤리에는 농

약을 비롯한 유해 물질이 뒤섞이는 일이 거의 없다. 이러한 사실이 알려지자 환자의 건강식으로 복용한 결과 매우 좋은 결과가 얻어졌다. 약품으로만 사용하는 것으로 생각하는 사람이 있으나 환자의 회복을 촉진하는 영양 식품으로서 자리를 굳히고 있는 것이다.

미국의 오코넬 박사는 폐쇄성 혈전맥관염에 로열젤리를 주었더니 완치되었다는 보고를 하였다. 일본의 도합(渡合) 박사는 임상 실험에서 로열젤리 요법의 효과로 다음 것들을 들고 있다.

① 기분이 상쾌해진다.
② 피로감이 없어지고 체력이 튼튼해진 것을 느끼게 된다.
③ 식욕이 증진된다.
④ 성욕이 왕성해진다.
⑤ 어깨와 허리 아픈 것이 가벼워진다.
⑥ 잠을 푹 잘 수 있다.
⑦ 변비가 낫는다.
⑧ 혈색이 좋아지고 손발 찬 것이 낫게 된다.
⑨ 기미가 없어진다.

⑩ 병감(病感)이 없어진다.

이렇듯 놀라운 작용을 보게 되면 난치병이라 할지라도 한 번은 시험 삼아 사용해볼 가치가 충분히 있다고 생각된다. 잠을 자지 못하는 것만큼 큰 고통도 드물 것이다. 잠을 제대로 자지 못하면 피부가 까슬까슬해서 화장을 해도 화장이 잘 먹지 않는다. 그런 때에는 자기가 좋아하는 음식을 잘 먹고 수면을 충분히 취하면 곧 원상 복구가 된다.

거친 피부가 사소한 피로에서 온 것이라면 잠을 깊이 자고 나면 회복되는 것이다. 불면증의 원인은 여러 가지가 있을 것이나, 신경 과민에서 오는 것이라면 비타민B₆과 함께 칼슘, 비타민D를 섭취하는 것이 치료 효과가 크다고 한다. 그러한 성분을 고루 갖춘 식품이 바로 화분과 로열젤리인 것이다.

로열젤리는 부신의 작용을 활발하게 하는 특성도 가지고 있다. 부신 호르몬은 다음과 같은 생리 기능을 가지고 있어, 다음과 같이 다양하게 인체의 조절에 관여하고 있다. 첫째 염분과 수분의 대사, 둘째 탄수화물, 셋째 신경 근육 기능, 넷째 성적 기능에 대한 작용, 다섯째 감염이나 물리 화학적 작용에 대한 저항 등이 그것이다.

로열젤리는 이 부신피질 호르몬의 분비를 활발하게 하도록 돕는다. 로열젤리의 효과로서 손꼽을 수 있는 강정 작용이나 체력 증강 등도 성기에 직접 작용하는 것이 아니고 로열젤리의 작용으로 부신이 좀더 체내의 조화를 원활하게 함으로써 성적 자극을 가져오게 되는 것을 볼 수 있다.

영국에서 로열젤리를 상용한 류머티스 환자와 관절염 환자의 증상이 개선되고 몸을 자유롭게 움직일 수 있게 되었다는 보고가 있다. 미국의 모로몬 박사는 몇 가지 임상례를 통해 로열젤리를 치료의 목적으로 상용할 경우 1회에 25~50mg, 1일 75~150mg이면 충분하다고 주장하고 있다.

로열젤리는 병을 고치는 대중 요법적인 복용보다는 몸 컨디션을 조절한다는 생각으로 사용해야 할 것이다. 같은 봉산품(蜂産品)이면서도 로열젤리는 벌꿀에 비해 변질되기 쉽다. 따라서 냉장하거나 벌꿀과 혼합을 하는 것이 먹기도 좋고 보전성도 좋다(벌꿀 500g과 로열젤리 50g을 섞는다).

흥미 있는 이용법으로는 알코올을 이용하는 것이 있다. 구소련에서는 알코올에 로열젤리를 용해한 것을 심근경색증 환자에게 투여하여 좋은 결과를 얻었다는 연구 보고가 있다. 매끼 식사 전의 공복 시에 먹는 것이 가장 효과가 좋다고 한다. 보관 중에는 금속과 태양 광선은 피해야 한다.

⑥ 해구신

동물의 성기를 먹으면 섹스가 강해지는 것으로 생각되어 왔다. 물개, 사슴, 호랑이, 소 등의 고환 등이 애용되어 왔는데 그 중에서도 해구신을 으뜸으로 쳤다.

물개는 해구(海狗)라고도 부르는데 일부다처제 동물이다. 수놈은 항상 20~30마리, 경우에 따라서는 150마리의 암놈을 거느리고 산다고 한다. 그야말로 정력 절륜의 상징인데 그 성기를 먹으면 정력을 얻을 수 있다고 믿은 것이다.

병든 장기를 고치기 위해선 그와 같은 동물의 장기를

먹으면 좋다는 생각이 뿌리 깊게 전해져 왔다. 간장병에는 간장, 폐병에는 폐, 신장병에는 신장이 좋다는 식이다. 그러므로 성기능이 저하된 경우에는 성기나 고환을 먹는 것이 좋다고 생각한 것이다. 고환에 호르몬이 들어 있는 것은 사실이다. 그러나 그 양은 매우 적다. 대개 소는 1톤쯤 무게가 나간다. 그러한 소의 고환에서 얻어지는 테스토스테론(남성 호르몬)의 양은 겨우 150~200mg에 지나지 않는다. 해구신을 먹었다고 해서 그 호르몬 효과를 크게 기대하기는 어려울 것이다. 효과가 있다면 단백질을 비롯한 그 밖의 알파 성분의 효과로 해석된다.

1888년 프랑스의 의사 브라운 세카르라는 자신을 피실험 동물로 삼았다. 72세의 나이에 젊어지기 위해 개의 고환을 으깨 만든 '엑스'를 자기 몸에 주사했다. 그러자 놀랄 만큼 젊어졌다고 학회에서 발표를 하여 큰 센세이션을 일으켰다.

그는 이 체험을 통해 모든 장기는 체액으로 운반되어 장기 조직에 작용하는 특별한 물질을 분비한다고 기상천외한 학설을 내세웠던 것이다. 설령 이 가설이 옳았다 해도 회춘 효과는 별로 없었고, 그의 과신과 자기 암시(프라이시 효과)였음이 후에 밝혀지게 되었다. 그 발표 후에 젊어지기는커녕 노쇠가 진행되어 5년 후에 사망하고 말았다.

다른 학자가 '해구 엑스'를 만들어 오히려 미용 효과가 크다는 사실을 알게 되었다. 성분은 '카로펩타이드'로 말초 혈관의 확장 작용이 있다는 것이었다. 특히 소동맥과 소정맥을 확장시키므로 피부의 혈액 순환이 좋아져 미용 효과가 있다는 것은 당연한 일이다. 성기를 구성하는 것이 해면체라는 혈관이므로 마찬가지로 그것이 확장되면 발기될 수도 있다는 것이다.

또 다른 학자는 해구신의 강정 효과는 그 안에 들어 있는 '콘드로이친 황산'의 효과라고 주장하기도 한다. 이 '콘드로이친 황산'에는 부교감신경 기능을 항진시키는 작용이 있다. 그 결과 말초 혈관을 확장시켜 혈액 순환을 좋게 되므로 '카로펩타이드'와 마찬가지 효과가 기대될 수도 있는 것이다. 그렇다면 꼭 해구신이어야 한다는 이론은 성립되지 않으며 소나 돼지의 성기라도 효과는 같다는 해석이 된다.

(b) 바다에서 나는 것

① 장어

더위에 시달려 입맛을 잃고 지친 여름에 가장 좋은 식품으로 흔히 장어를 손꼽는다. 장어가 각광받는 이유는 무엇보다 비타민A가 풍부하기 때문이다.

진짜 장어의 맛은 가을철이 제격이다. 가을이 되면 강에서 3~4년 자란 장어가 산란하기 위해 강을 내려가 바다로 향한다. 이때가 되면 장어 몸에는 영양이 풍부하게 저장되어 있는데 바다로 향하는 동안 아무것도 먹지 않고 산골짜기에서 필리핀 등의 깊은 바다까지 헤엄쳐간다고 한다. 그 정력은 가히 신비적인 에너지라고 할 수 있다.

장어를 먹으면 그 놀라운 정력을 계승할 수 있지 않을까 하는 심리적인 것도 크게 작용한 듯하다. 장어는 참장어과에 속하는 바닷물고기인데, 몸길이가 60cm에서 1.5m가량인 것까지 있다.

뱀장어의 종류는 20여 종이 있는데 우리나라에서는 민물에서 많이 사는 뱀장어, 붕장어, 무태장어 등이 있다. 뱀장어는 종류가 다르더라도 비슷한 모양과 성질을 가지고 있다. 뱀과 비슷한데 살갗 밑에는 확대경으로 보일 정도의 가늘고 긴 모양의 비늘로 덮여 있고 눈은 아주 작다. 몸의 빛은 암갈색이고 밑면은 은백색인데 끈끈한 액체로 덮여 있다. 암컷 한 마리가 720만~1270만 개의 알을 낳는다. 깊은 바다에서 낳은 알에서 깨어난 새끼 장어는 1년쯤 바다에서 생활하다가 민물로 올라와서 자란다.

먹을 수 있는 100g당 뱀장어의 성분은 다음과 같다. 수분 64.1%, 단백질 16.2g, 회분 0.8g, 칼슘 26g, 인 137mg, 비타민A 4,222I.U., 비타민B_1 0.2mg, 비타민B_2 0.09mg, 나이아신 29mg으로 구성되어 있다. 흔히 일본어로 아나고라고 불리는 바닷장어는 뱀장어보다 영양가가 많이 떨어진다. 칼로리가 뱀장어의 경우 210cal(100g당)가량인데, 바닷장어는 170cal정도이다. 바닷장어는 지방의 함량이 11%가량밖에 안 된다.

장어의 지방을 구성하는 불포화 지방산은 영양적으로 쇠기름이나 돼지기름과는 성격이 다르다. 이것은 모세혈관을 튼튼하게 해주며 몸의 생기를 왕성하게 해주는 작용을 갖는다고 한다. 다른 것도 그렇지만 장어도 먹이에 따라 지방산의 조성이 다르게 되는데 양식하는 것보다 천연산의 것이 훨씬 우수하다.

장어는 다른 생선이나 마찬가지로 산성 식품인데, 등의 빛깔이 회흑색, 다갈색, 진한 녹색인 것이 맛이 좋다. 장어는 소화가 잘 안 되므로 소화 기능이 약한 사람이나 어린이는 많이 먹지 않는 것이 좋다.

일본이나 우리나라에서는 구이를 많이 먹는데, 중국에서는 '산자현대의'라는 요리가 자양 강장 식품으로 알려져 있다. 장어를 토막 내고 기름으로 튀긴 마늘을 섞어 고아낸 요리인데 비린내도 없고 특유한 맛을 지니고 있다.

② 굴

굴만큼 세계 여러 나라에서 애용되는 식품도 드물 것이다. 굴은 어패류 중에서 여러 가지 영양소를 가장 이상적으로 갖고 있는 영양 식품이기 때문에 고대 로마 황제들은 굴 요리를 즐겼다고 한다. 지금도 서양에서는 굴을 바다에서 나는 우유라고 부른다. 비타민과 미네랄의 보고라고 하는 굴은 비타민A, B_1, B_2, B_{12}, 철분, 동, 망간, 요드, 인, 아연, 칼슘 등이 많은 산성 식품이다.

굴에는 아미노산도 풍부하여 산화질소의 원료가 되고 정자의 중요한 구성 성분인 아르기인이 많이 들어 있어 이 아르기인 성분을 많이 섭취하면 정자의 수가 증가하고 활발해진다. 굴의 아미노산인 타우린은 자양강장제에 꼭 들어가는 성분으로 간의 해독 작용을 도와 피로를 회복하고 활력 증진에 큰 역할을 한다.

③ 새우

중국의 의서인 『본초강목』에는 혼자 여행지에서 새우를 먹지 말라는 말이 있다. 그 책에 따르면 새우는 양기를 왕성하게 하는 식품으로는 최상급에 속한다고 한다. 남성의 양기를 북돋아주는 새우는 신장을 강하게 하는 식품이라는 것이다. 신장에 좋은 식품이면 온몸의 혈액 순환이 잘 되고 기력이 충실해져 필연적으로 양기를 돋우게 된다. 총각은 새우를 삼가야 한다는 말이 생겨났을 정도로 정력 식품임이 틀림없다.

새우 속의 단백질은 필수 아미노산이 많은데 글리신이

라는 아미노산과 베타인이 있어 새우 고유의 풍미를 주게 된다. 새우가 강장 식품으로 손꼽히는 이유로는 단백질과 칼슘을 비롯한 무기질, 비타민등이 풍부하기 때문이다. 말린 새우는 60%나 단백질이 들어 있어 단연 타의 추종을 불허하고 있다.

새우의 붉은 빛을 띠는 아스타산친이라는 색소 성분은 활성 산소에 대항하는 황산화 능력이 비타민E보다 500배나 강한 색소 성분이다. 최근의 연구에 따르면 새우가 혈중 콜레스테롤 수치를 오히려 낮추어 준다는 연구 결과가 발표되고 있으니 콜레스테롤 수치가 높다고 새우를 기피할 이유는 이제 없어졌다.

④ 등 푸른 생선

몇 년 전 DHA를 섭취하면 뇌에 신경 전달이 원활해져 결과적으로 뇌의 작용이 좋아진다는 것이 알려지면서 DHA라는 성분에 이목이 집중된 적이 있었다. 이 성분은 다랑어, 고등어, 꽁치 등의 등 푸른 생선에 다량 함유되어 있는 지방 성분이다.

등 푸른 생선에는 EPA라는 지방산도 다량 함유되어

있는데, 이 성분도 암 예방에 효과적으로 작용한다는 것이 밝혀졌다. 등 푸른 생선에는 비타민B_{12}와 철분이 많은데, 이 비타민B_{12}는 혈액을 만들고 악성 빈혈을 예방하며 성선(性腺)을 자극하여 갑상선의 기능을 좋게 해주기도 한다.

쇠고기나 돼지고기와 달리 등 푸른 생선의 지질은 불포화 지방산이 많은 것이 특징이다. 이 불포화 지방산은 창자 안에서 소화와 흡수가 잘 되기 때문에 동물성 지방에 비해 사람들에게 훨씬 이롭다.

(c) 산과 밭에서 나는 것

① 영지

중국 한무제가 영지를 불로불사(不老不死)의 신약으로 숭상하여, 이것이 발견되면 궁중에서 축하연을 열고 죄수를 사면했다는 기록이 있다. 당나라 현종은 55세에 양귀비를 만나 16년간 흠뻑 빠져 지냈다. 양귀비가 가지고 있었던 매력도 컸지만 양귀비의 고향 촉주에서 유명한 영지가 산출된 것도 한몫했을 것이라는 이야기도 있다. 양귀비의 사촌 양국충은 좋은 영지를 진상하여 재상의 자리까지 올랐다고 한다.

『신논본초경』에는 지금 사용하고 있는 생약이 거의 수록되고 있다. 365품목을 상품, 중품, 하품 셋으로 크게 나누고 있다. 상품이란 '생명을 보양하기 위해 쓰이는 것이며 독이 없고 오래 복용해도 부작용이 없다. 몸을 가볍게 하고 원기를 도우며 노화를 방지하고 수명을 연장하는 약효가 있다.'고 소개되어 있다. 이에 속하는 것은 120여종이다.

『신논본초경』에는 적지(赤芝), 백지(白芝), 흑지(黑芝), 황지(黃芝), 청지(靑芝) 등의 영지가 소개되어, 이들의 효과를 다음과 같이 설명하고 있다.

영지는 산중에 나며 5색으로 분류된다. 적지는 맛이 달며 가슴에 피와 기가 정체해서 맺혀진 병을 고칠 수 있다. 심장의 활동을 활발하게 하고 내장의 기능을 보호하며 두뇌 활동을 활발하게 한다. 기억력도 좋아지고 건망증을 방지 하는 작용을 한다. 장기 복용하면 몸놀림이 가벼워지고 나이가 들어도 늙은 태가 나지 않는다.

백지는 옥지(玉芝)라고도 하고 골짜기에 생육하며 심한

기침이 나는 병을 고칠 수 있다. 흑지는 산골짜기에서 나고 소변이 잘 안 나오며 아랫배가 팽팽해지는 병을 고친다. 9공(눈, 코, 입, 귀, 항문 등)의 막힘을 통하게 하고 두뇌를 총명하게 하며 사물을 잘 판단할 수 있게 하는 작용이 있다.

황지는 금지(金芝)라고도 한다. 맛은 달고 가슴이나 복부의 병에 의하여 생긴 병을 고칠 수 있다. 정신 상태를 안정시키는 작용이 있어 평화롭고 즐거운 정신을 갖게 하는 작용이 있다.

청지는 용지(龍芝)라고도 하며 맛은 신편이다. 주로 눈을 밝게 할 수 있다. 간장을 보하고 성적 능력을 크게 하며 어지러운 마음과 남을 용서하는 마음을 갖게 하는 작용이 있다.

어느 것이고 모두 장복하면 몸이 가벼워지고 장수 효과가 있다고 기록되어 있다. 중국에서는 1955년 중약연구소와 1956년 북경주의원이 설립되면서 생약에 대한 연구가 활발히 이루어지게 되었다. 1960년 말경에 영지의 성분과 약리 연구가 시작되었고, 1970년대에 와서 전국적 규모로 연구가 이루어졌다.

영지의 성분으로 아미노산, 펩타이드, 당류, 트리테르페노이드, 리그닌, 안트라퀴논 화합물, 각종 효소, 풀풀알데히드, 벤타인, 감마부틸로베타인 등의 존재가 확인되었다. 영지의 임상실험으로는 만성 기관지염, 협심증, 고지혈증, 신경쇠약, 급성 바이러스성 감염, 백혈구 감소증 등이 있다. 인체에 이물질이 들어오면 그 이물질을 발견하여 제거하려고 하는 면역 기능이 활발해진다.

이때에 가장 중요한 열쇠를 쥐고 있는 것이 대식세포(마이크로파지)다. 대식세포는 이물질을 찾아내 먹어버릴 뿐 아니라 그 이물질의 성질을 일찌감치 파악하여 항원으로서 다시 침입할 가능성이 있는지 없는지를 판정한다. 영지가 알레르기에 유효하며 동시에 대식세포를 활성화한다는 사실이 이미 밝혀져 있다.

영지는 떡갈나무, 상수리나무와 소나무의 절단 부위나 고목, 매몰된 나무 위 또는 살아 있는 나무의 줄기나 뿌리 근처에도 자란다. 영지를 우려낸 추출액은 매우 쓴맛이 난다.

쓴맛은 소화 기능을 촉진하기 때문에 고미 건위제로

활용되어 왔다. 영지의 쓴맛 성분은 트리테르페노인데, 가노데르산과 루시덴산으로 화학 구조가 밝혀졌다. 가노데르산에는 A, B, C 세 가지가 있다. C는 항알레르기, 항염증 작용이 있다는 사실이 밝혀지고 있다. 영지의 기타 성분으로는 비타민D의 모체인 에르고스테롤이나 매니톨 등이 있다. 이러한 성분말고도 유효 성분이 많을 것이나 아직 다 밝혀지지 않은 형편이다.

영지는 그대로 먹을 수 없으므로 예부터 끓여서 마시는 방법이 쓰이고 있다. 하루의 용량은 영지 자른 것 3~5g이 적당하다고 한다. 영지에 물을 붓는데, 1일 3회분일 경우 우유병 2개분, 1회분일 때는 1병의 8할 정도까지는 강한 불로 끓이고, 끓기 시작하면 약한 불로 하여 그 후 15분 정도 끓인다. 그 정도면 영지 성분을 충분히 우려낼 수 있다.

영지를 가늘게 썬 것 30g을 소주 600ml에 담그면 영지주가 만들어진다. 약 한 달이면 갈색으로 변하는데 하루 2~3잔을 마시면 된다. 어린이나 술을 못 마시는 사람은 영지주에 물을 부어 2배로 희석한 후 작은 냄비에 끓여 알코올을 날려 버린 뒤 마시면 된다.

중국에서는 영지에다 인삼, 계피, 호걸 등 한약 엑기스를 넣고 숙성시킨 영지주가 제조 판매되고 있다. 영지가 만병통치일 수는 없다. 경우에 따라 적절히 활용하면 큰 효과를 거둘 수도 있는 건강 식품이라고 보는 것이 옳을 것이다.

② 인삼

우리나라의 특산품인 인삼도 강정 강장 식품으로 녹용과 더불어 쌍벽을 이루고 있다. 인삼은 다년생 식물로서 야생의 산삼의 경우 60~100년이나 자란다. 그러나 재배 인삼은 6년간 키워서 이용한다. 3년째에 꽃이 피고 5년 후에는 상품이 되는 것이다. 따라서 약효가 야생의 것에 비해 떨어지는 것은 당연하다.

인삼 재배의 큰 특징은 한번 재배한 곳에서 계속해서 재배할 수 없다는 것이다. 인삼이 토양 중의 영양분을 모두 빨아먹기 때문이다. 현재까지 알려지고 있는 성분은 사포닌류와 파나센, 피토스테린, 비타민B군, 아미노산, 당류 등 매우 다양하고 복잡하다.

많은 성분 중에서 어떤 것이 인삼의 강정 강장의 효과

가 되는 성분인지는 확실치 않지만 옛날부터 영약으로 전해내려 오고 있다. 그 주요 약효를 따져 보면 피로 회복, 빈혈과 저혈압에 유효, 당뇨병에 유효, 호흡 곤란에 유효, 변비 방지, 식욕 증진, 피부 보호 등 다양하다.

인삼이 옛날에는 병약자용 또는 식중독이나 폐결핵의 특효약으로 귀한 것이었다. 그러나 최근에는 식생활이 좋아지고 체격과 체력이 향상된데다가 예방 의학이나 항생 물질의 발달로 인삼을 필요로 하는 질병이 줄어들게 되면서 인삼을 찾는 목적이 강정 강장의 효과로 바뀌고 있는 듯하다.

인삼의 강정 강장 작용을 나타내는 성분은 '사포닌'에 있고 그것이 성욕 중추를 자극함으로써 최음 작용을 일으키며, 뇌하수체 부신피질계에 작용해서 스트레스에 견디는 강인한 몸을 만들기 때문이라는 해석도 있다. 그밖에도 음식으로 섭취한 단백질을 잘 흡수시켜 체성분으로 바꾼 후 스태미나를 발휘시키는 데 작용하는 것으로 알려졌다.

이러한 힘은 어디에서 오는가? 유효 성분은 '프로시치

졸'로 섭취하면 세포핵에서 RNA 합성이 촉진되고 이어서 세포질의 리보솜에서 단백질 합성이 활발해진다는 것이다. 이어서 혈청알부민, 감마글로블린도 합성이 촉진된다고 한다. 간장에서도 효소의 활성이 높아져 간장기능이 좋아지므로 강장 강정 작용이 강해지는 것이다.

실험 결과에 의하면 인삼에는 피로 방지 효과도 있다고 한다. 20~24세의 건강한 간호사 7명을 대상으로 피로 방지 효과를 실험하였다. 같은 사람에게 첫 번째 인삼탕(홍삼 3g, 대추 4g, 찹쌀 0.7g에 물 9ml를 넣고 3분의 1로 농축한 것을 1회 분량으로 함), 두 번째 포도당(50% 용액 40ml를 정맥 주사), 마지막으로 아무것도 주지 않은 경우의 피로도를 비교하였다. 그 결과 인삼탕이 뚜렷하게 피로 방지 효과가 컸다고 한다. 이 밖에도 인삼은 인삼차, 인삼정과, 인삼주, 삼계탕 등 다양하게 이용할 수 있다.

③ 마늘

마늘을 식용한 기록은 이집트의 피라미드 역사에까지

이른다. 기원전 2500년이니까 지금으로부터 4400년 전에 세워진 세계 7대 불가사의 중 하나인 이 위대한 건축물은 많은 노예에 의해 만들어진 것이다. 이 노예들은 마늘을 먹고 심한 더위를 이겨내며 작업을 했다고 전해진다.

사람의 힘으로 이루어진 것이라 믿기 어려운 이 공사를 이룩한 에너지원이 마늘이었다는 것은 매우 흥미 있는 일이다. 단군 신화에는 곰이 마늘을 먹고 사람이 된 것으로 기술되어 있고, 중국에는 기원전 1세기경 인도와 아프가니스탄에서 마늘이 도입되었다고 한다.

불가(佛家)에서는 훈채와 술을 금하고 있다. 이들 음식이 수도하는 데 방해가 되는 것으로 여기고 있기 때문이다. 훈채란 냄새가 많이 나는 채소로 마늘, 부추, 파, 생강 등 이른바 정력을 내는 것들이다. 마늘에 강장 강정 효과가 있기 때문에 이것을 먹으면 잡념이 생겨 수도에 방해가 되는 것은 당연하다.

『본초강목』에 수록된 마늘의 효용을 보면 강장 강정, 식욕 증진, 정장, 보온, 항균, 구충, 정신 안정, 이뇨, 혈압 강하, 각기와 신경통 치료 등이다. 이러한 작용들은 마늘 성분인 '알리신'과 '스코르디닌' 때문인 것으로 알려져 있다. 마늘이 강장 강정 식품으로 작용하는 것은 마늘에 들어 있는 여러 가지 성분의 종합 작용임이 틀림없다.

마늘 냄새의 주체가 되는 '알리신'은 비타민B_1과 만나면 몸에 흡수되기 쉬운 활성 비타민B_1이 된다. 보통 비타민B_1은 10mg 이하만 흡수되는데 활성 비타민B_1은 수백 mg이나 흡수된다.

비타민B_1은 당질을 분해해서 에너지를 만드는 데 필수적인 비타민이다. 곡류 편중의 식생활을 하는 우리들에게 이것은 매우 비중이 큰 것인데, 이것이 부족하게 되면 피로해지기 쉽고 스태미나가 없게 된다. 활성 비타민B_1은 부교감신경의 말단에서 분비되는 '아세틸콜린' 분해 효소인 '콜린에스테라제'의 작용을 억제하여 '아세틸콜린'이 쌓이므로 성기 수축에 좋은 작용을 한다는 해석도 있다.

심볼의 발기는 해면체가 충혈해서 일어나는 현상이다. '아세틸콜린'은 이 해면체에 있는 혈관을 확장해서 많은 혈액을 수송하게 된다. 흰쥐의 사육 시험에서 A군에는 완전 사료에 생마늘을, B군에는 완전 사료에 익은 마늘을 첨가해서 비교 관찰하였다. 생마늘을 먹은 A군은 1주일 만에 체중이 줄고 활동이 무디어지며 식욕도 떨어졌다. 그러나 익은 마늘을 먹은 B군의 쥐는 활동이 매우 활발하며 3주일 후부터 체중도 증가하기 시작했다.

익은 마늘에는 냄새가 안 나는 '스코르디닌'이라는 성분이 들어 있으며 이것이 강장 강정 효과가 있는 것으로 주장하는 사람도 있다. 쥐 실험에서 한쪽에는 '스코르디닌'을 먹이고 다른 편에는 이것을 주지 않고 키운 다음 수영을 시켜보았다.

스코르디닌을 먹인 쪽이 주지 않은 쪽보다 4배나 더 오래 헤엄을 칠 수 있었다. 또 쥐의 고환을 조사해보니 정자수가 많아진 것을 알 수 있었다. '스코르디닌' 안에는 근육 수축과 관련이 있는 크레아틴인산이 함유되어 있어 근육의 힘을 강하게 만드는 것이라고 추측하고 있다.

마늘이 몸에 좋다니까 무턱대고 먹는 것은 좋지 않다.

마늘을 지나치게 먹으면 마늘의 정유(精油)가 적혈구에 용혈 작용을 일으켜 혈액소 중의 철분이 유리된다. 이는 빈혈의 원인이 되기도 한다. 빈속에 먹으면 위 점막을 자극해서 위통을 일으키며 위의 기능을 약화시킨다. 사람의 창자 안에는 비타민을 만들어주는 유용 세균이 있다. 그런데 생마늘을 많이 먹으면 마늘의 강한 항균력이 이들 유용균의 번식까지도 억제하게 된다. 따라서 생마늘을 매일 많이 먹으면 비타민B_2의 결핍을 일으켜 설염, 구각염, 피부염 등을 일으키기 쉽다. '스코르디닌'은 말초 혈관을 확장하고 혈액 순환을 돕기 때문에 몸이 더워지고 잠이 온다. 냉증과 불면증에도 좋다는 것도 이러한 이유에서이다.

이 경우 마늘주로 마시면 더욱 효과적이다. 이 마늘주는 마늘 200g을 까서 소주 1리터에 담그는데 이때 꿀 100g과 유자 1개를 곁들이면 더욱 좋다. 그러나 마늘은 어디까지나 향신료일 뿐이고 지나치게 먹어서 얻는 이득보다는 잃는 것이 많다는 점을 명심해야 한다.

④ 꽃가루

꽃가루[화분]가 암수술의 끝 주두(柱頭)에 닿는 것을 가루받이[受粉]라 한다. 가루받이가 끝나면, 재빨리 화분관을 펴서 수생식 세포를 암생식 세포 쪽으로 열심히 옮기게 된다. 그러면 미세한 화분관은 놀라운 성장을 해서 거의 1만 배 정도나 커진다. 그 생명력은 가히 경이적이라고밖에 표현할 도리가 없다.

일이나 운동을 할 때 오랫동안 견딜 수 있는 육체와 정신적인 면에서의 지구력으로 표현되는 스태미나의 어원이 꽃가루, 즉 스타멘(Stamen)에서 비롯되었다는 것은 매우 흥미 있는 일이 아닐 수 없다.

스태미나가 없으면 체력이나 미용이 제대로 유지될 수 없으며 인생을 힘차게 살지 못할 것이다. 이러한 스태미나를 기를 수 있는 것이 스태미나 음식인데, 이것을 다음의 두 가지로 생각하는 사람이 많다. 하나는 넓은 의미에서의 스태미나를 양성하기 위한 식사이며, 다른 하나는 성력(性力) 증강을 위한 식사이다. 하지만 실제로 진정한 스태미나 음식이라면 이 두 가지 목적을 모두 충족시켜야 할 것이다.

그러한 식품으로 최근 꽃가루가 각광을 받기 시작하고 있다. 꽃가루 속에는 일반 세포보다 몇배의 당(糖)과 아미노산이 함유되어 있고 단백질과 비타민, 효소가 많이 들어 있다. 탄수화물이 50%, 단백질이 20%, 지방이 10%, 무기질이 2% 가량이 함유되어 있다. 말하자면 영양의 에센스라고 할 수 있다.

스웨덴을 비롯한 유럽이나 미국에선 꽃가루가 첨가된 식품과 화장품이 많이 개발되고 있다. 뮌헨 올림픽에서 5000m와 1만m 트랙 경기에서 우승한 바이렌 선수가 꽃가루 애용자였다는 사실이 밝혀져 화제가 되었다. 그 후 운동 선수들이 꽃가루를 먹고 기록 갱신의 효과를 보았다고 하며, 무하마드 알리도 그 중의 하나로 알려져 있다.

조이리시 박사에 의하면 꽃가루는 상처 치유력에도 뛰어나며 나트륨 함량과 칼로리가 낮은 것이 특징이라고 한다. 꽃가루에는 비타민P로 불리는 플라보노이드인 루틴이 함유되어, 혈압 강하 작용과 방사능에 의한 피해를 감소시키는 효능도 인정되고 있다.

꽃가루 연구가 바인은 다음과 같이 말하고 있다. "꽃가루는 완전한 영양물이며 오랫동안 먹어도 부작용이나 해로움이 없다. 피로한 몸에 에너지를 줄 뿐 아니라 자극제로서도 작용한다. 체력이 떨어진 사람도 대개의 경우 화분으로 체력을 회복할 수 있다."

또 쇼반 박사는 꽃가루가 영양 식품의 리스트 중, 최고급에 해당하는 것이라고 주장하고 있다. 빈혈에 뛰어난 효과가 있으며 피로를 빨리 회복하게 하고 만성 변비, 위장 내 가스 발생, 설사 등에 효험이 있다고 보고하였다.

⑤ 하수오(何首烏)

새박덩굴 또는 박주가리라는 것으로 우리나라 도처에 야생하는 줄기가 3m쯤 되는 다년생 넝쿨풀이다. 줄기와 잎에서는 흰 즙액이 나온다. 이 줄기뿌리를 캐서 말린 것이 하수오다.

중국의 하공(何公)이란 왕이 이것을 달여 먹고는 백발이 까마귀처럼 검게 변했다고 하는 전설에서 붙여진 이름이다. 다른 전설에 의하면 하수오라는 사람이 성기가 작고 시원치가 않아 고민을 했다고 한다. 어느 날

술을 마시고 취중에 보니 서로 석자나 떨어져 있는 암수의 새박덩굴이 서로 엉기고는 다시 떨어졌다가 엉기는 광경을 보게 되었다. 그 덩굴의 뿌리를 먹으면 자기 뿌리도 생기를 찾게 되지 않을까 싶어 먹어보았더니, 소원 성취를 하게 되었다는 것이다.

그밖에도 이와 비슷한 전설들이 매우 많은데 모두가 일종의 호르몬 효과, 즉 회춘제라는 것이다. 그래서 그런지 중국 사람들은 예로부터 인삼, 구기와 더불어 강정의 3대 약초로 하수오를 존중해 왔다.

하수오는 사람들의 간장을 강하게 만드는 작용도 하는 것으로 밝혀졌다. 덕분에 영양물 대사와 저장을 잘하게 되어 젊어진다고 한다. 또한 하수오는 빈혈증에도 유효하며 산후 부인의 체력 회복을 빠르게 한다고 한다. 하수오를 먹는 대표적인 처방을 소개하면 다음과 같다. 하수오 20g, 복령 5g, 백출 5g을 물 650ml로 달여 물이 270ml정도 될 때까지 가열한다. 달이는 용기는 철분이 없는 것을 써야 한다.

⑥ 구기자

구기는 가지과에 속하는 낙엽 활엽관목이며 가을에 열매가 붉게 익는다. 과실을 구기자라고 하며 뿌리 껍질을 지골피(地骨皮)라고 한다.

『본초강목』에는 다음과 같이 소개되어 있다. "구기자는 정기를 보하고 폐나 신장의 기능을 촉진하며 시력이 좋아져 꺼져가는 등불에 기름을 부은 것 같이 된다. 집을 떠나 천릿길을 떠날 때엔 구기자를 먹지 말아야 한다." 정기를 보익(補益)하여 음도(陰道)를 왕성히 하기 때문이다. 중국인은 오랜 경험을 통해서 구기자의 효험을 알아냈다. 구기의 새순과 연한 잎을 데쳐서 만든 구기나물을 반찬으로 먹어 왔고, 자라나 장어 요리에 구기자를 곁들이는 중국 요리가 많다.

⑦ 연

중국에서는 연을 불로식으로 취급하여 잎, 꽃, 열매, 뿌리의 모든 부분을 약재나 식품으로 이용해 왔다. 『본초강목』에 의하면 연밥은 기력을 왕성하게 하고 모든 질병을 물리치고 오래 복용하면 몸이 가벼워지며 수명을 연장한다고 한다. 연밥은 중국말로는 연자(蓮子)라고 하는데 발음이 연자(連子)와 같다. 즉 부부 사이에서 애가 줄줄이 생겨난다는 뜻으로 해석하여 결혼 피로연의 요리에 연밥이 나오는 유래가 되었다.

소설 『홍루몽』을 보면 앓아누워 있는 보옥이를 왕 부인이 찾아와 먹고 싶은 것이 무엇이냐고 묻는다. 이 말에 보옥은 웃으면서 '그때 만들었던 연자갱이 맛있었어요.'라고 대답하는 대목이 있다.

이 연자갱은 말린 연밥을 끓는 물에 불려 껍질을 벗기고 볶은 후 볶은 열매를 으깨어 꿀에 개고 참기름을 잘 섞어 만든 것이다. 호색 작가가 강장 강정 식품인 연밥을 다룬 것은 당연지사라 할 것이다. 연밥에는 단백질, 지방, 당질, 무기질, 비타민이 골고루 들어 있다.

⑧ 버섯

버섯은 확실히 신비로운 식품으로 역사적으로 정설과 이야깃거리가 많다. 독특한 향기와 맛이 있기 때문에 전 세계적으로 애용되는 식품이다. 버섯은 곰팡이의 일종으로 그 성장이 매우 빨라, 갑자기 솟아 나오기 때문에 요술쟁이로도 통한다.

우리나라에는 현재까지 약 600여 종의 버섯이 알려져 있으며 전 세계적으로 2만여 종이나 보고되고 있다. 멕시코에서는 원주민들이 예로부터 종교 의식에서 꼭 버섯을 달여 먹어왔다고 하는데, 최근 그 버섯에서 유각 물질이 검출되었다.

그 버섯은 그들의 스트레스를 풀어 정신적 건강을 유지하는 데 활용된 셈인데, 실은 환각으로 신과 대화할 수 있다고 생각했던 것 같다. 이 사실이 알려지자 미국의 히피들이 몰려가 소동을 피운 일도 있다. 이러한 버섯은 뉴기니에도 많다고 한다.

우리가 흔히 먹는 식용 버섯은 송이, 표고, 느타리, 싸리, 잣, 목이, 팽이 버섯들이고, 서양인들이 즐겨 먹는 것은 머시룸 또는 샴피뇽이라 불리는 양송이다.

버섯은 수분 80~90%, 단백질 2%, 당질 7~8%, 지질 1%, 무기질 1%가 일반 성분으로 되어 있다. 그 밖에도 비타민B와 D의 모체인 에르고스테롤이 풍부하며, 버섯의 독특한 감칠맛을 나타내는 구아닐산이 들어 있다.

구아닐산은 특히 표고버섯에 많다. 여러 가지 버섯 중

에서도 표고버섯은 영양가가 좋고 풍미가 독특해서 예로부터 동양에서 많이 애용되어 왔다. 명나라의 명의(名醫) 오서는 일찍이 표고버섯의 장점을 다음과 같이 말하고 있다. "정력을 좋게 하고, 풍을 고치며, 피의 흐름을 도와준다."는 것이다.

표고에는 일반 성분 외에 효소 등 특수 성분이 많다. 표고버섯의 갓 안쪽의 주름에는 포자가 많이 들어 있는데 이것이 효소와 어울려 여러 가지 효과를 나타내게 된다. 포자 안에는 리보핵산이 들어 있고 이것이 최근 화제가 되고 있는 인터페론 인듀서라고 하는 것이다.

항암 물질은 표고버섯 중의 다당류인 렌티난과 특수 리보핵산이라고 한다. 그래서 버섯에는 제암 물질이 함유되어 있다고 해서 크게 각광을 받고 있다. 건강 유지를 위해선 표고버섯을 하루에 2~3개, 치료가 목적이라면 그 2배의 양을 먹으라고 권고하는 학자가 있다. 이렇게 우리 몸에 좋은 성분은 버섯의 갓이 활짝 피지 않은 것에 더 많이 들어 있다.

따라서 이러한 효과를 올리기 위해선 갓이 피지 않은 두꺼운 것을 먹는 것이 좋다. 나무에서 갓 딴 표고버섯은 맛도 좋고 효과도 크다. 그러나 보통 사람이 구할 수 있는 것은 수확 후 상당한 시간이 지난 것이어서, 날것보다는 말린 것이 더 낫다.

표고버섯이 혈압 강하에 좋다고 하는 것은 에리타데닌이라는 아미노산이 혈액 대사의 회전을 빨리 해서 콜레스테롤을 제거하기 때문인 것으로 해석되고 있다. 그래서 혈압이 떨어지고 동맥 경화의 예방도 되므로 가벼운 증상이면 하루에 2~3개를 먹는 것이 좋을 것이다. 이 에리타데닌은 신장병과 담석에도 효과가 크므로 표고버섯을 차처럼 물에 달여 마시면 좋다. 에리타데닌은 피의 흐름을 좋게 하므로 위산과다, 위장병에도 좋은 것으로 알려져 있다.

적혈구를 늘리며 빈혈을 방지하는 비타민B_{12}나 뼈대를 만드는 데 필요한 비타민D_2가 들어 있으므로 임산부에게는 매우 소중한 식품이 된다. 변비가 있는 사람도 표고버섯 달인 물을 자주 마시면 효과를 보는데 피의 흐름이 좋아지고 창자의 운동이 활발해지기 때문이다.

피의 흐름이 좋아지면서 자연히 모세혈관의 구석구석까지 혈액이 잘 공급되어 대사 작용도 왕성해지므로,

불면증, 냉증, 피로회복, 기미, 주근깨 등을 없애는 데
도 뛰어난 효과를 볼 수 있다. 체중조절에 고민하는 비
만증인 사람에게도 버섯종류는 훌륭한 식품이다. 해조
류와 마찬가지로 저칼로리 식품에 속해 많이 먹어도
뚱뚱해질 염려가 없다.

표고 이외의 식용 버섯으로 우리나라에 많은 느타리버
섯에서도 항암 성분이 있다고 밝혀졌다. 기호성이 있
으면서도 영양과 항암 효과가 있는 버섯은 오래된 식
품이면서도 새로운 식품으로 재인식되고 있다.

버섯은 조리할 때 그 독특한 향기가 살아나게 되도록
양념을 쓰지 않는 것이 좋다. 송이버섯의 경우는 특히
그렇다. 송이는 씻을 때에도 짧은 시간 내에 씻어야 하
며 오랫동안 물에 담가두든지 껍질을 벗기면 향기가
손실된다. 버섯의 향기는 열에 약하다. 구울 때는 살짝
굽고, 찌개나 국에 넣을 때도 먹기 바로 전에 넣어 잠
깐 끓여서 먹어야 그 풍미를 살릴 수 있다.

버섯의 모양에는 형형색색 여러 가지 것이 있는데 나
무에 걸터앉기 좋게 자라는 원숭이자리 같은 것이 있

는가 하면, 목이버섯처럼 사람의 귀같이 생긴 것도 있다. 목이에는 검은색의 아교질인 흑목이와 흰 빛깔의 백목이가 있는데 중국에서는 고대로 백목이가 불로장생하는 귀한 버섯으로 전래되고 있다. 서양에서는 이 목이버섯을 유대인의 귀라고 부르고 있다.

동충하초(冬蟲夏草)라는 버섯은 한방에서 폐병과 신장병의 특효약으로 이용해 왔는데, 이것은 겨울에는 곤충에 기생하다가 여름에 곤충이 죽게 되면 그 자리에서 버섯이 나는 기이한 생물이다.

버섯에는 일광대버섯, 파리버섯 등 독버섯이 많다. 독버섯을 식별하는 법으로는 끈끈이를 내는 것, 빛깔이 고운 것, 줄기가 세로로 갈라지는 것 등이 있다. 모두 예외가 있으므로 확실히 알고 있는 것말고는 먹고 싶은 유혹을 물리쳐야 할 것이다.

⑨ 부추

부추는 영양가가 높고 독특한 향미가 있으며 소화 작용을 돕는 채소로 한방에서는 구자라 하여 비뇨의 약재로 이용한다. 다른 파의 종류에 비하면 단백질, 지질, 당질, 회분, 비타민A가 월등히 많다.

부추에는 마늘, 양파와 같이 매운 맛을 내는 황화알릴이 ˊ들어 있는데, 이 성분은 살균 작용을 하고 효소의 작용으로 알라신이 된다. 이 알라신이 비타민B$_1$과 결합하여 알리티아민을 만드는데 이 성분이 피로를 회복하고 활력을 증진시키며 스태미나를 증진시킨다.

부추에는 비타민A, 비타민B, 비타민C 등이 풍부히 들어 있고 성미네랄인 셀레늄, 칼슘, 칼륨 등이 풍부하다. 수분 89.8%, 단백질 4.3g, 지질 0.4g, 탄수화물 4.9g, 칼슘 34mg, 인 27mg, 비타민A 7,286I.U, 비타민C 41mg이 함유되어 있다.

⑩ 양파

양파에는 색소 성분으로 퀘르세틴이라는 성분이 들어 있는데, 이 성분은 지질의 산패를 막아주며 고혈압 예방 효과도 인정되고 있다. 양파의 퀘르세틴은 고기류에 들어 있는 포화 지방산의 산화를 막고 혈액의 점도와 혈중 콜레스테롤의 수치를 낮추어 준다.

양파의 향기 성분인 황화알릴은 효소의 작용으로 알라

신이라는 물질이 되는데 이 알라신이 혈액 순환을 원활하게 하며 발기에도 효과를 발휘한다.

또 이 알라신은 비타민B_1과 결합해서 알리티아민으로 변하게 된다. 이 알리타민은 장내 세균에 의해서도 파괴되지 않고 흡수가 잘되게 하므로 지속성 비타민B_1이라고도 한다. 등산이나 근육 운동을 할 때 양파를 적당히 먹으면 피로가 많이 풀린다.

⑪ 마

마는 옛날부터 강장 식품으로 널리 알려져 있다. 한방의 고전에는 마가 기운을 돋워 주며, 근육을 성장시키고 귀와 눈을 밝게 해준다고 되어 있다. 또 음을 보하여 주고 남자의 성능력을 강하게 하며 허리에 힘을 주고 뼈를 단단하게 하는 효능이 있다고 한다.

마에 들어 있는 단백질은 아르기닌, 히스티딘, 라이신, 트립토판, 페닐알라닌, 티로신, 시스틴이다. 이 성분 중 아르기닌은 성장 호르몬의 분비를 촉진시키고 발기에 중요한 역할을 하는 산화질소(NO)의 원료로 정액의 구성 성분이다.

마는 산약이라 하여 강장제로 쓰여 왔는데, 몸이 허약한 사람과 마른 사람에게 좋고 건강한 사람의 내장을 튼튼하게 해주고 기력을 증진시키는 것으로 알려져 있다.

⑫ 아스파라거스

아스파라거스는 백색과 녹색의 두 가지가 있다. 아스파라거스는 특수성분으로 아스파라긴과 아스파라긴산이 많은 것이 특색이다. 아스파라긴산은 아미노산의 한 가지인데 신진 대사에서 중요한 구실을 한다. 따라서 신경통을 앓고 있는 사람에게는 아스파라거스가 좋은 식품이다.

아스파라거스에 다량으로 함유된 아스파라긴산이 간장의 기능을 도와 신진 대사를 활발하게 한다. 또한 피로를 풀어주고 스태미나를 증진시키며 동맥 경화를 예방하는 효과가 있다. 또한 이뇨 작용을 촉진시키는 아스파라거스는 암모니아를 배출하여 중추 신경계를 보호하고 초조나 불안증 같은 신경 장애를 예방하는 효과가 있다. 아스파라거스 봉오리 끝에는 고혈압을 예방하는 루틴이 들어 있다.

⑬ 토마토

토마토의 주성분인 라이코핀은 우리 몸에서 활성 산소를 제거하는 가장 강력한 항산화제다. 이 라이코핀은 항산화 효과와 면역을 강화하고 심혈관 질환을 예방하고 특히 남성의 전립선암을 포함한 전립선 질환을 예방하는 효과가 있다.

토마토는 지용성 식품이므로 올리브유를 두른 펜에서 약 15분가량 데쳐서 식음하면 라이코핀 성분이 약 3분의 1정도 더 많이 분출되므로 토마토를 생으로 먹는 것보다 데쳐서 먹는 것이 효과적이다.

고기나 생선 등 기름기 있는 음식을 먹을 때 토마토를 곁들이면 위속에서 소화를 촉진시키고 산성 식품을 중화시키는 역할도 한다. 토마토에는 루틴이 들어 있는데 이 성분이 혈관을 튼튼하게 하고 혈압을 내리는 역할을 하므로 고혈압인 사람에게 아주 좋은 식품이다.

⑭ 참깨

참깨는 성분의 50%가 지질이다. 참기름을 구성하고 있는 지방산은 리놀레산과 올레산, 아라키돈산 등 불포화 지방산이 중심이 되어 동맥 경화 예방에 효과를 발휘한다. 세포의 노화를 방지하는 비타민E나 기능성 성분인 세서미놀, 골다공증 예방에 좋은 칼슘도 풍부하다.

단백질로는 트립토판, 메티오닌, 아르기닌 등 영양학적으로 우수한 아미노산을 다량 함유하고 있다. 혈액 순환에 좋은 불포화 지방산과 양질의 단백질이 많아 스태미나 증진에 좋고, 남성 호르몬 분비를 촉진시키는 아연과 셀레늄이 풍부하다. 게다가 항산화 전구체인 세모린을 함유하고 있으므로 지질의 산화 안정성이 높아 기름의 산패를 방지한다.

⑮ 생강

흔히 쓰이는 향신료의 하나인 생강은 양념보다는 독특한 약리 작용으로 한방의 중요한 재료가 되어 왔다. 생강의 주요 약효성분은 진저론과 쇼가올이라는 매운맛 성분이다. 생강에는 이 두 가지 성분 외에 100여 종의 미량 성분이 함유되어 있는데, 앞의 진저론과 쇼가올 성분이 비타민E 성분의 알파토코페롤보다 황산화 활성이 매우 강하다는 실험 결과가 알려졌다.

또한 생강은 위액 분비를 촉진하여 소화능력을 강화하고 식욕을 증진시키며 구역질을 진정시키는 효과도 있다. 말초 혈관을 확장하여 혈관의 긴장을 풀어주며 혈액의 흐름을 원활하게 해준다.

최근에는 생강이 혈소판의 응집을 억제하여 혈액의 점성을 낮추고 혈전 발생을 예방한다는 사실도 밝혀졌다. 생강 성분에 의해 트롬보키산과 프로스타글란딘의 생성이 억제되기 때문이다. 이 효과는 심근경색과 뇌졸증 예방으로 이어진다. 이처럼 효과가 다양한 생강을 평소 즐겨 마시는 생강차로 꾸준히 섭취하면 충분한 효과를 기대할 수 있다.

(d) 빚어 만드는 것

① 청국장

청국장에 들어 있는 나토키나제는 혈액 속의 피브리노겐에 직접 작용하여 혈전을 녹이는 작용을 한다. 뇌경색이나 심근경색 등 혈관이 혈전으로 막혔을 때 병원에서는 유로키나제라는 혈전 용해제를 사용하는데 청국장의 나토니이제는 이 약과 같은 작용을 하며 유로키나제보다 오랫동안 효과가 지속된다.

콩에는 단백질이 약 40%, 지질이 20% 가량 들어 있다. 지질은 대부분이 불포화 지방산이기 때문에 혈액 중의 콜레스테롤을 낮추는 작용을 하여 혈관을 건강하게 유지케 한다. 콩의 단백질은 항산화 효과와 혈액 속의 나쁜 콜레스테롤인 LDL 콜레스테롤 수치를 낮추는 작용을 하여 동맥 경화와 심장병을 예방해 준다.

이와 같이 콩에 풍부하게 들어 있는 양질의 단백질과 지질은 우리 몸의 세포를 튼튼하게 해주고 스태미나를 강화시키는 효과가 있으며 비타민, 이소플라본, 사포닌, 레시틴 등은 나쁜 콜레스테롤을 낮추고 혈액 순환을 원활하게 하여 남성의 발기를 원활하게 할 수 있도록 해준다.

중년기 이후에는 콜레스테롤 수치가 높고 혈압도 높은 사람들이 많은데 이 나이에는 포화 지방산이 많은 육류보다 콩과 청국장, 두부 등 콩 식품을 즐겨 먹으면 노화 방지에 일조하고 다이어트에도 도움이 된다.

② 적포도주

붉은 포도주에는 칼슘, 철분, 칼륨, 아연, 비타민 B_1, B_2 등이 미량 함유되어 있으나 몇 종류 폴리페놀이 항산화 물질로서 상당히 효과적으로 작용한다. 적포도주의 폴리페놀 함량은 1리터당 1000~3000mg이다. 폴리페놀 중에서도 최강의 항산화력을 가진 것은 리스베라트롤인데 리스베라트롤에는 항혈소판, 응집 작용, 항암 작용이 있다.

동맥 경화의 원인이 되는 나쁜 콜레스테롤이 혈액 속에 과잉 증가하여 이것이 활성 산소에 의해 산화돼 변성 LDL(저밀도 지단백질)로 변화하여 동맥 경화가 진행된다.

그러나 포도주를 마시면 포도주의 강력한 항산화 작용이 산화를 억제하게 된다. 포도주의 폴리페놀이 산화를 억제시켜 활성 산소로부터 우리 몸을 보호해 주기 때문이다. 또한 포도주의 리스베라트롤에는 항혈소판 응집(혈소판 응집을 억제) 작용이 있으므로 혈액이 응고하여 혈전이 생성되는 것을 방지하여 성인병 예방에도 유효하다.

③ 불로강정주

술에 여러 재료를 넣어 강정 효과를 거두려는 것이 강정주이다. 강정주가 가장 많은 나라는 역시 중국이다. 중국의 대표적인 술(소흥주, 휀쭈우, 마오타이, 오가피주 등)은 모두 생약제가 들어 있어 기호성을 충족하면서 약술로서의 효능도 갖추고 있는 셈이다. 주재료뿐 아니라 여러 가지 생약을 배합해서 맛, 향, 효과의 3박자를 갖추고 있어 강정 효과와 치병을 겸하게 되어 있다.

전래되는 강정주의 일부를 소개하면 다음과 같다.

호골목과주(虎骨木瓜酒) : 모과와 호랑이 뼈 등을 우려낸 것으로 되어 있는데 뼈마디의 통증이나 손발의 마비에 유효한 것으로 되어 있다. 호랑이를 구하기 어려우므로 고양이 뼈를 이용하는 것으로 알려져 있다.

인삼주 : 신경, 호흡, 혈관에 흥분 작용을 주어 신진 대사를 촉진하고 강정 효과를 내는 것으로 알려져 있다.

합개주 : 산 속 깊이 사는 도마뱀을 60도 이상이나 되는 삼화주(三花酒)에 담가 만든 것이 합개주다. 흥분성인 강정 약주로 유명한데 '합'은 수놈이고 '개'는 암놈으로 한번 교접하면 절대로 떨어지지 않기 때문에

한방에서는 꼭 한 쌍을 쓴다고 한다.

구기주 : 구기주는 부부화합의 술로 전래되고 있는데 생구기자 100g, 설탕이나 꿀 20g, 소주 1리터의 비율로 담근다. 식욕 증진, 피로 회복에 유효하며 장기 복용하면 강정 효과가 크다고 한다.

삼사담주 : 생사의 담, 즉 쓸개를 넣어 만든 사주(蛇酒)이다. 세 종류의 독사뱀의 쓸개를 떼어 내어 독한 술에 타므로 색깔이 녹색을 띤다.

무후주 : 측천무후는 정력 절륜으로 유명했는데 그가 즐긴 대표적인 음식이 용안육과 메추리 술이었다고 한다. 메추리를 강한 술에 담근 것을 즐겨마셨다고 해서 이 강정 미용주를 무후주라고 부르기도 한다.

④ 에그노그(EggNog)

달걀 노른자에 백설탕을 잘 저어 풀고 여기에 크림, 탈지유, 셰리주를 혼합한 후 다시 위스키나 브랜디를 섞어서 마신다. 단백질과 알코올로써 영양 보급과 피로 회복을 노린 것이라 할 수 있다. 미국 남부 지방에서는 크리스마스 음료로 사용하는 풍습이 있다.

리큐르(Liqeur) : 리큐르는 서양인이 고안한 강정주의 총칭이라고 할 수 있다. 꽃, 열매, 뿌리, 약초 등을 우린 술인데 대표적인 것이 모두 수도원에서 만들어진 것들이다.

미드(Meed) : 유럽에는 옛날부터 신혼 초에 마시는 강정주로 꿀을 가지고 만든 꿀술(미드)이 전래되었다고 한다. 스코틀랜드에는 이미 기원전 4세기부터 있었다. 꿀이 갖는 강장 강정효과는 인류가 알아낸 것으로 가장 오래된 것이다. 잘 알려져 있는 바와 같이 중국에선 강정약이나 보약의 환을 지을 때 꼭 꿀을 이용해 오고 있다. 체력을 왕성하게 하고 위장을 튼튼히 하며 정력을 강하게 하는 것이기 때문이다.

한두 가지의 식품으로 강정 효과를 바라는 것은 한낱 꿈이라는 것을 알아야 한다. 영양의 균형이 잡힌 식사가 곧 강정 강장식인 것이다. 평소의 식사가 저단백, 저지방, 비타민과 무기질이 부족한 식단이라면 아무리 뛰어나고 정평이 있는 식품이라도 그 효능을 기대하기는 어려울 것이다.

자신이 좋아하는 음식만 먹지 말고 되도록 여러 가지 종류의 식품을 맛있게 먹는 것이 곧 강정식임을 알아야 하고, 특히 단백질을 많이 섭취할 때 스태미나의 효과를 기대할 수 있을 것이다. 과음하지 말고 적당한 양의 음식을 맛있게 먹으면 확실히 강장 강정 효과를 얻을 수 있을 것이다.

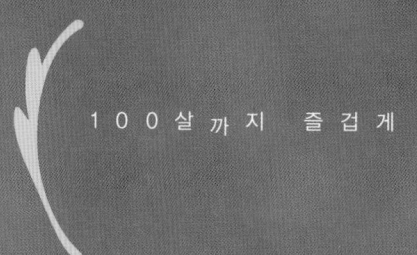

100살까지 즐겁게

Part 04

성기능을 원활하게 하는 요가운동

김남현(한국요가회 회장)

Tel: 730-8302~3

성(性)은 우주의 시작과 더불어 태초에 인간의 역사와 맥을 같이해온 원초적인 이야기다. 태초에 인간이 창조되었느냐, 진화했느냐는 이야기는 마치 닭이 먼저냐 계란이 먼저냐는 논쟁처럼 끝이 없이 이어지는 역사상의 불가사의로 남아 있다. 그러나 진화론이나 창조론을 막론하고 시작이 있고 오늘이 있음은 불변한 진리인 동시에 현상계의 본질이다.

밤과 낮이 있고 어둠과 밝음이 있으며 높낮이가 있고 길고 짧음이 있듯이 마치 동전의 앞·뒷면과 같이 음(陰)과 양(陽)이 있으며 음과 양의 결합이 이 우주를 만들었고, 인간은 소우주로서 우주의 이치를 따르고 있는 것이다. 그런데 이 대우주는 음과 양의 조화를 이루어 그 질서를 유지하며 안정하고 있는 것이다.

성을 신성하다고 표현한 것은 남[陽]과 여[陰]의 관계를 이 우주의 원리에 순응한다는 뜻으로 해석한 것이다. 그것은 향락이나 단순한 행복의 도구로써가 아니고 우주 창조의 기본 단위라는 큰 뜻에 그 뿌리를 두고 있기 때문이다. 성의 과학적 예방과 치료를 전제로 하는 본서의 목적에 맞게 요가의 수도 행법에 따라 성을 향유하는 비결을 다음에 소개한다.

큰 의미에서 성의 교접(交接)이나 부부간의 성생활이라는 관점에서 고려되어야 할 문제는 심리적 또는 육체적인 면이 고려되어야 한다는 생각이 든다. 우선 심리적으로 남녀간의 성 교섭에 대한 불안이나 공포 특히 출혈과 통증, 도덕적인 윤리성에 대한 심리적 부담, 성 행위의 불만족이나 실패, 남성의 발기 부전 또는 여성의 질부 수축, 성교시의 체위, 그리고 성 노이로제나 성교후의 처리 등등이 있다.

성교시의 환경이나 무드, 즉 침실의 조건이 통풍·채광·설비에 적절하며 자유로운 감정이나 서로 부담 없이 협력하고 싶은 분위기인지, 또는 서로 침실의 예의에 어김이 없는지, 그 시기가 낮·초저녁·새벽 중 어느 때인지, 노동 조건의 경중, 그리고 한쪽 또는 양측

이 직장 생활을 하는지 등이 우선적으로 섬세하게 배려되어야 할 것이다.

그 다음에는 성감 또는 성기의 구조에 따르는 적절한 요가 체조법과 호흡법을 실천하면 신기한 효과를 체득할 수 있다. 구체적으로 키스와 유방의 자극 등 성감대에 대한 패팅과 성교시의 자세와 호흡 그리고 심리적 조절법을 소개하겠다. 성능력을 강화하고 성감을 발달시키기 위한 특수 요법으로서 목욕법·일광요법·마찰법 등을 지면이 허락하는 대로 순차적으로 소개하기로 한다.

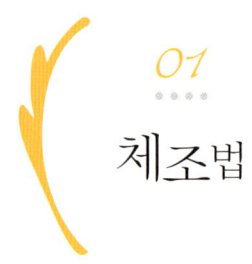

01
체조법

체조법은 동작과 호흡 그리고 정신 집중이 삼위일체가 되는 원리로 구성되어 있으며, 그 대상이 척추(등뼈)이다. 척추는 머리를 받치고 있는 목뼈로부터 시작해서 꼬리 부분까지 33~34마디로 구성되어 있으며, 그 척추 마디마다 하는 역할이 각기 다르게 되어 있다. 목뼈에는 눈·귀·코와 뇌 그리고 심폐 기능과 팔로 이어지는 신경이 분포되어 있다. 등뼈는 소화 기관, 즉 위·간·십이지장·췌장·소장까지의 작용을 조절하고 있으며, 허리의 아랫부분은 배설과 생식 기능 그리고 다리에 관계하고 있다.

따라서 생식 기관과의 관계를 놓고 볼 때에는 허리와

골반 운동만 하면 되는 듯하다. 하지만 성은 심신의 균형이 이루어졌을 때 비로소 만전을 기할 수 있기 때문에 우선 심신의 안정이 기초가 되고 척추를 유연하게 만든 후에 성 능력을 고양시키는 절차가 요구되는 것이다.

육체가 건강해야 만족한 성을 누릴 수 있고 반대로 행복한 성생활은 심신을 안정시킬 수 있기 때문이다. 그러면 이상 소개한 체조법을 목적에 맞게 분류해서 소개한다.

ⓐ 심신 안정 체조

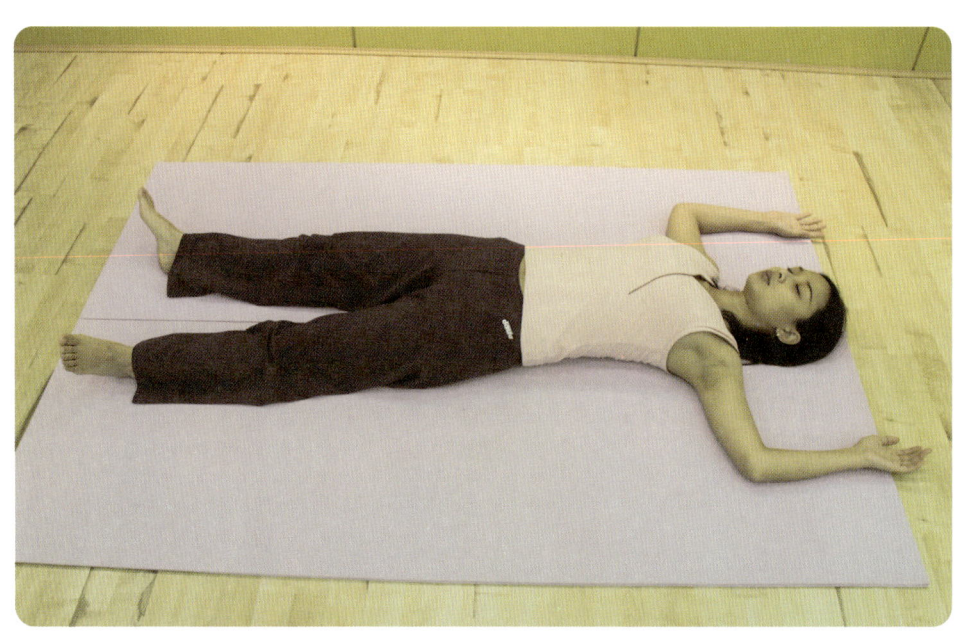

01 반듯하게 누운 자세에서 양손을 위로 올려 'ㄴ'자가 되게 하고 두 다리를 어깨 넓이로 벌린다. 숨을 급격하게 토하면서 머리를 위로 올렸다가 내리는 동작을 반복하고 나서 일단 머리를 들고 좌우로 급격하게 돌린다. 이상의 동작을 각각 10회 반복한다. 이 동작은 목과 어깨의 긴장이 풀려서 뇌의 혈액 순환이 순조로워지고 마음이 안정된다.

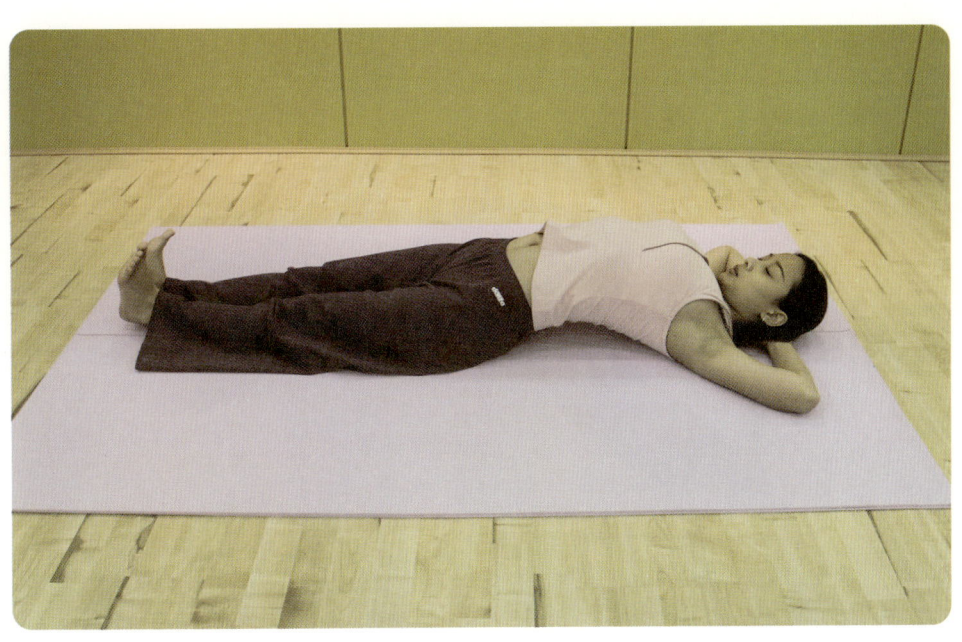

02

누운 상태에서 두 손을 깍지 끼어 머리 밑에 고정
하고 두 다리를 모은다. 숨을 길게 내쉬면서 가슴
을 높게 올리고, 이때 턱을 가슴에 붙이고 양 발
끝을 몸 쪽으로 젖힌다. 이 동작은 목을 늘리고
다리 뒤 아킬레스건을 늘리는 동작이며 심신의 중
심을 배꼽에 집결시키는 동작이다.

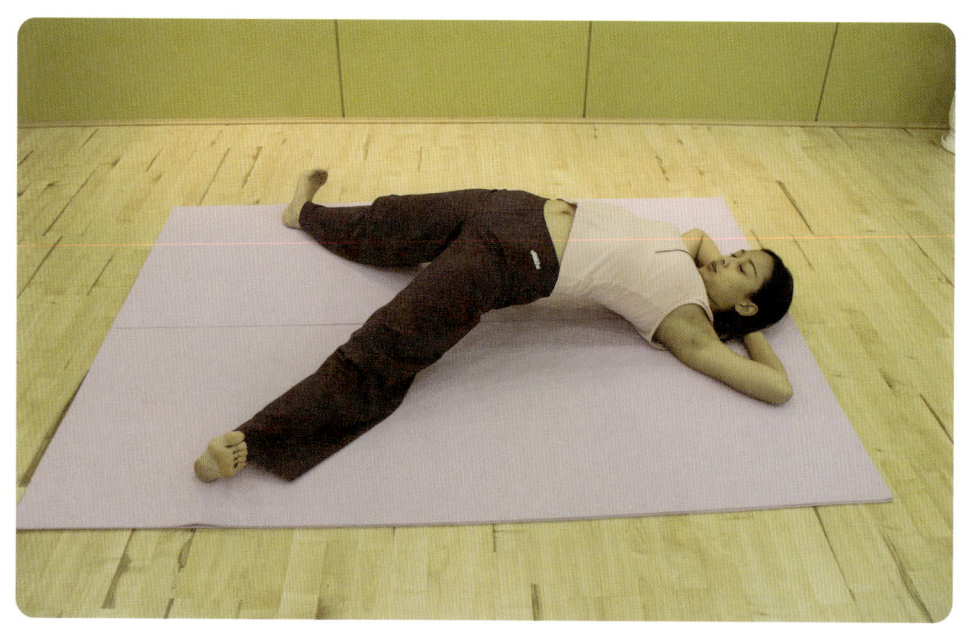

03 위의 동작 2에서 양쪽 다리를 넓게 벌리고 숨을
토하면서 엉덩이를 높게 올린다. 동작 2와 동작 3
을 각각 3~5회 반복한다. 동작 3은 허리를 늘리
면서 배설과 생식기관을 강화하고 심신을 안정시키
는 것이 그 목적이다. 동작 2와 동작 3은 노이로
제를 치료하는 적극적인 요법이다.

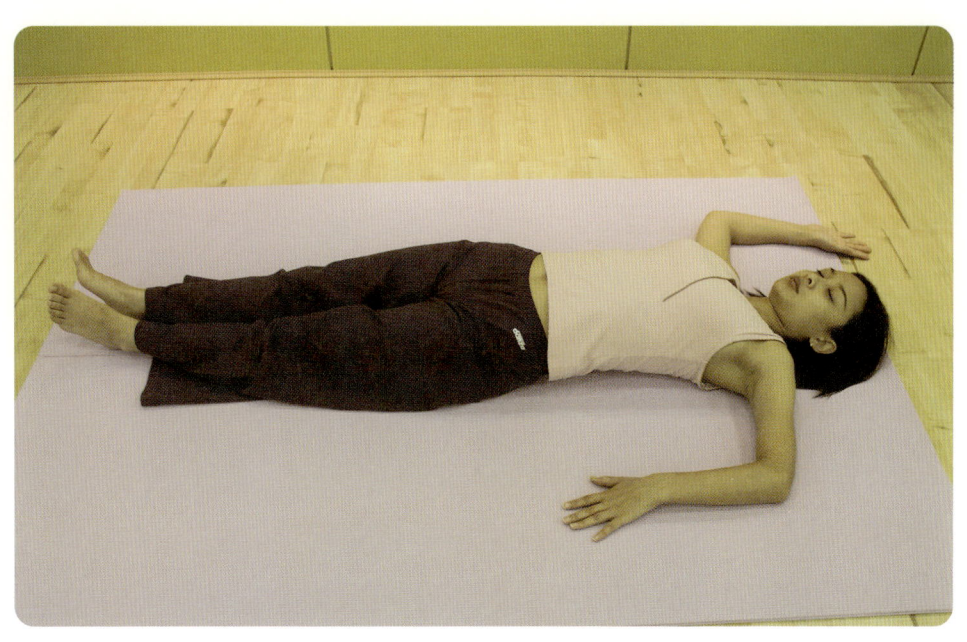

04 누운 자세에서 한쪽 손은 위로 올려 'ㄴ'자가 되게 하고 반대쪽은 손을 밑으로 내려 'ㄱ'자로 만든 후에 숨을 토하면서 가슴을 위로 올린다. 3~5회 반복하고 나서 반대 동작을 해보고 어려운 쪽을 가려내서 그쪽을 중점적으로 반복한다. 왼쪽에는 심장 그리고 반대쪽에는 간장이 있기 때문에 잘못된 쪽이 어려운 것은 당연하다.

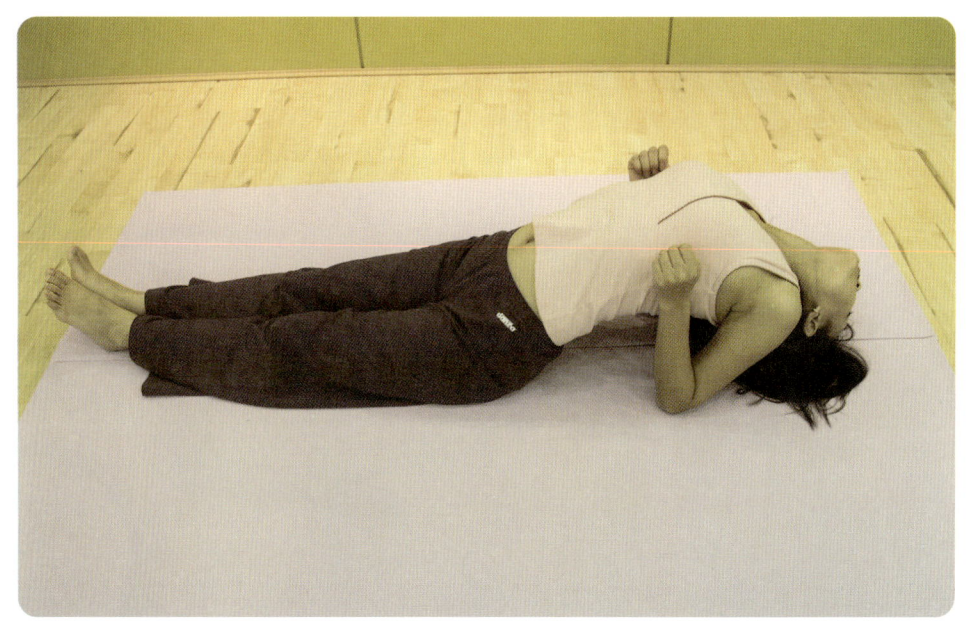

05 등을 대고 누운 상태에서 양쪽 팔꿈치를 구부려
세우고 주먹을 말아 쥔다. 고개를 뒤로 젖혀 머리
정수리가 마루에 닿게 꺾어 세우고 숨을 토하면서
가슴을 위로 높게 들어 올린다. 이 동작을 5~6회
반복한다. 이 자세는 심폐기능을 강화하기 때문에
혈액 순환을 촉진하고 호흡조절 능력을 극대화하여
정력이 왕성하게 한다.

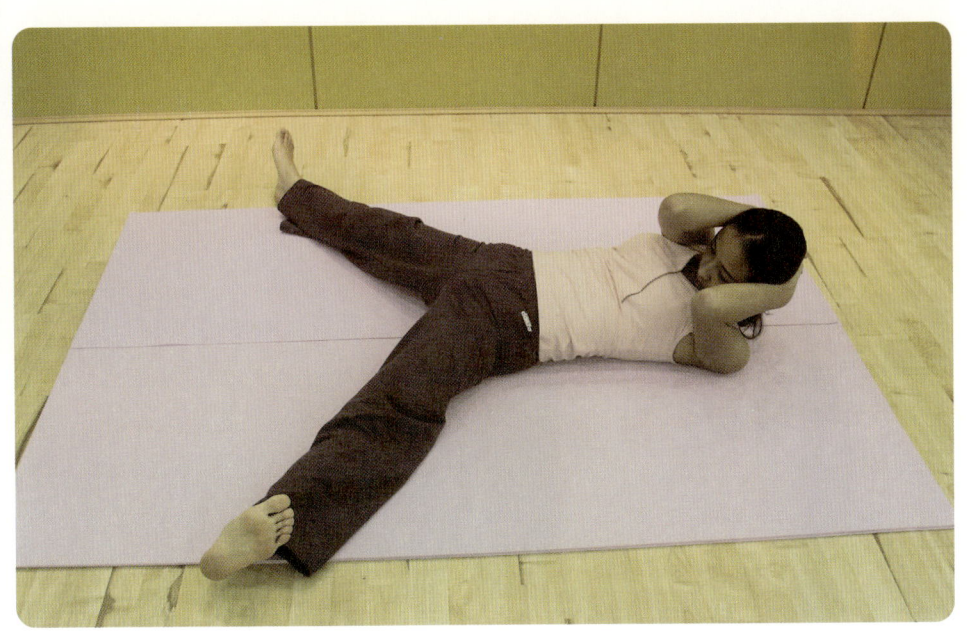

06 동작 5를 끝내고 나서 반대 동작을 취할 자세다.
손을 깍지 끼어 머리 밑에 고정하고 양쪽 다리를
넓게 벌린다. 숨을 길게 토하면서 머리를 꺾어 올
려서 좌우 교대로 발끝을 바라본다.

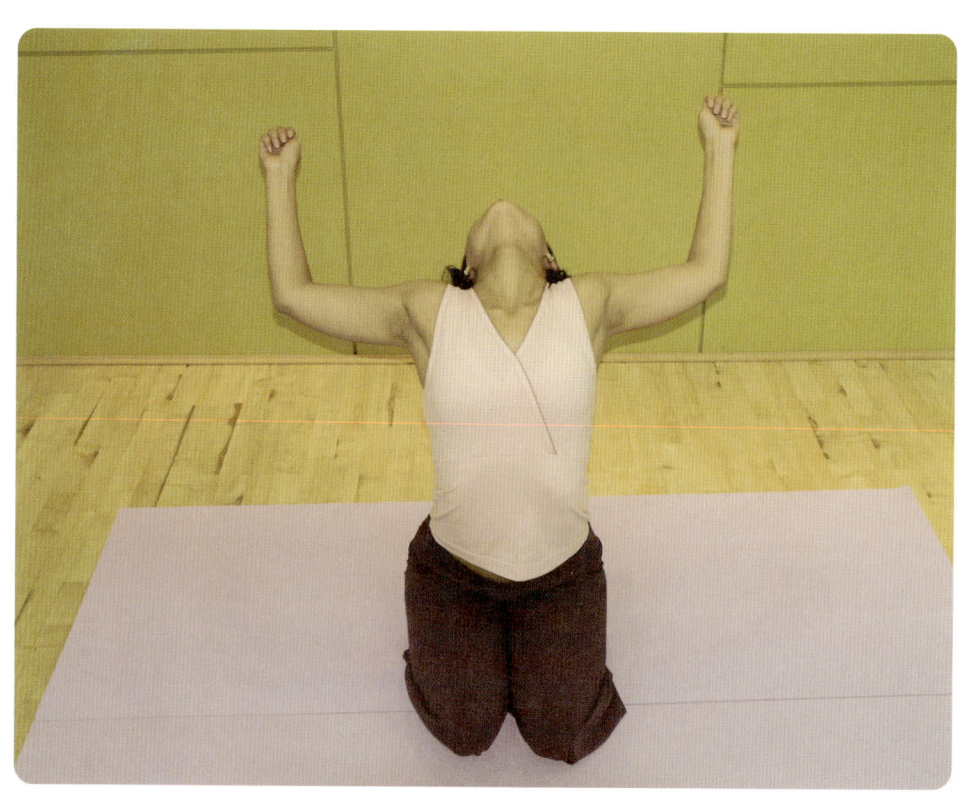

07-1 무릎을 꿇고 앉아서 양쪽 팔을 어깨 높이에서
'ㄴ'자가 되게 꺾어 세우고 숨을 들이쉬면서 상체
를 뒤로 충분하게 젖힌다.

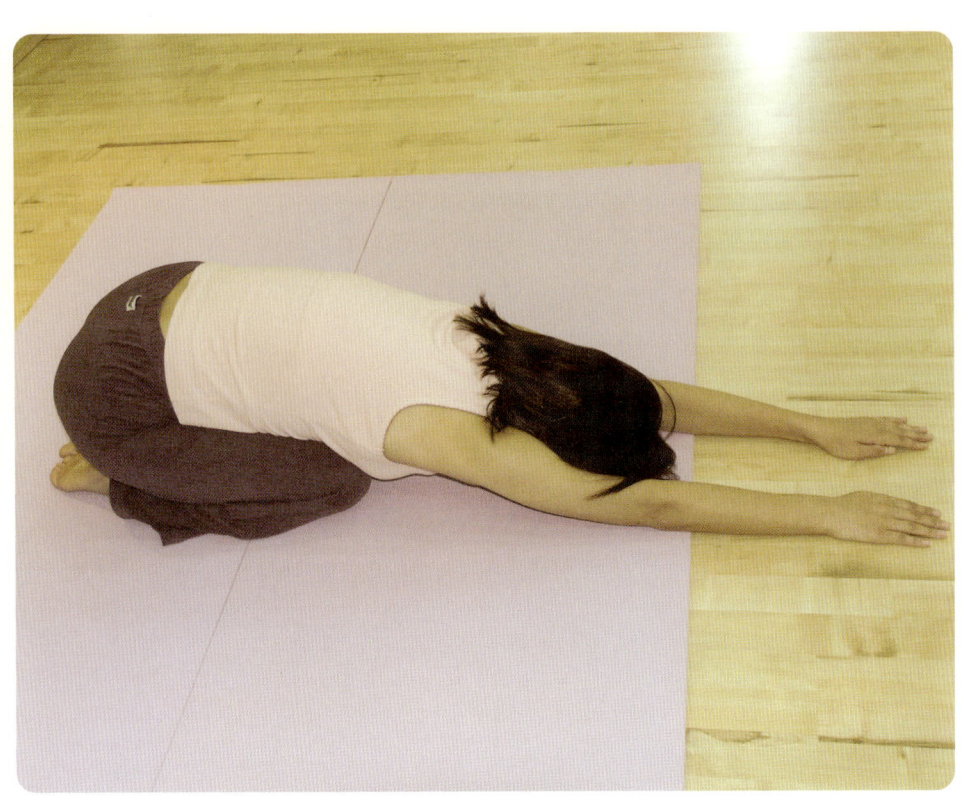

07-2 토식하면서 상체를 구부려서 턱과 가슴이 마루에 닿게 하고 양팔을 멀리 뻗친다. 이 동작은 흉배근의 긴장을 풀어주는 심신 안정 호흡이다.

(b) 척추 유연 체조

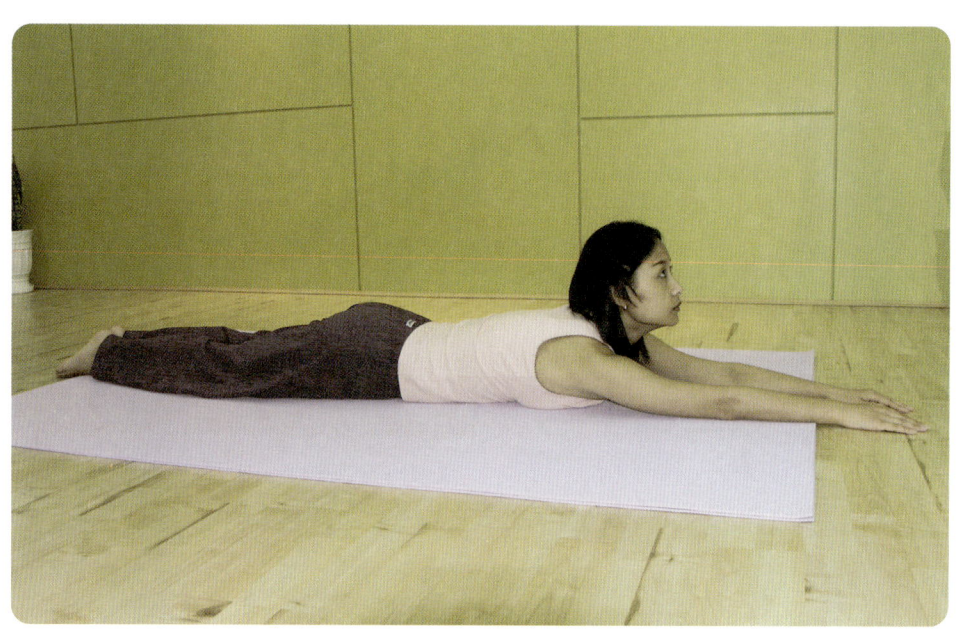

08 배를 마루에 대고 엎드려서 양손을 앞으로 뻗쳐 어깨 넓이로 벌리고 두 다리를 모은다. 숨을 길게 토하면서 상체를 뒤로 젖혀 목 뒤와 등 위쪽에 자극이 미치게 한다. 뇌와 얼굴에 있는 기관에 영향이 미치고 심폐 기능과 팔의 장애가 해소되며 목과 어깨가 가벼워진다.

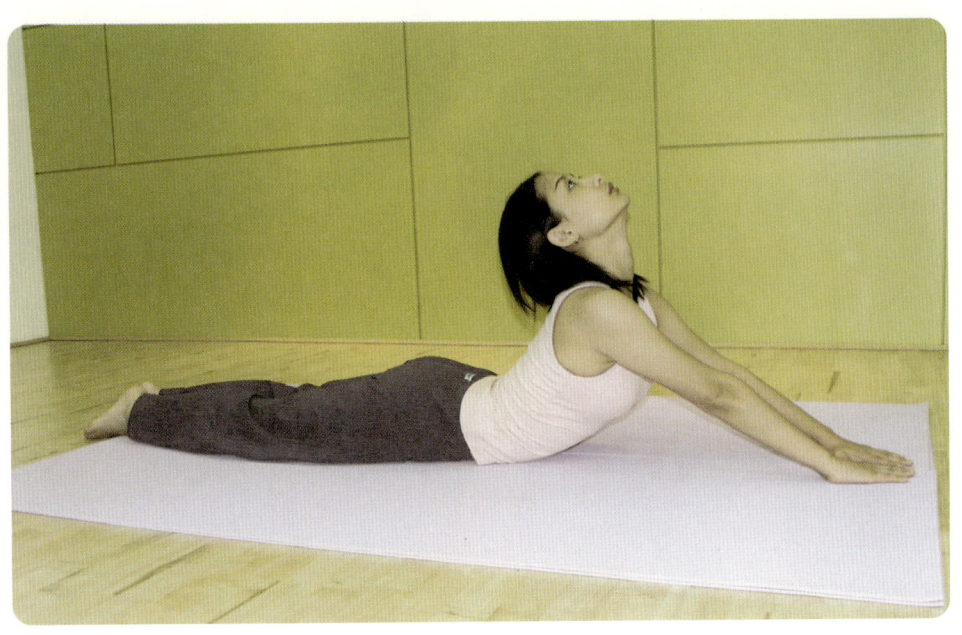

09

엎드린 상태에서 양손을 어깨 바로 밑에 어깨 넓이로 고정하고 두 다리를 모은다. 길게 토식하면서 상체를 뒤로 젖혀서 등 중간부를 자극한다. 척추 중간부는 소화에 관계되는 모든 기관이 영향을 받게 된다.

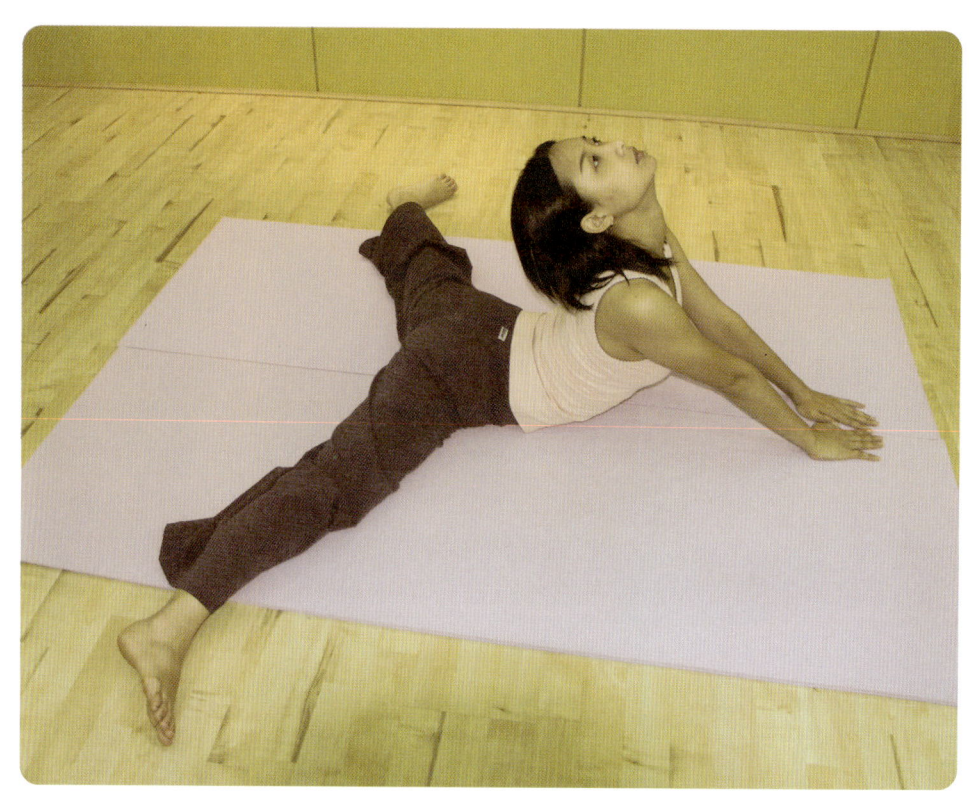

10 이번에는 동작 9에서 양쪽 다리를 넓게 벌리고 상
체를 뒤로 넘긴다. 이 동작은 허리, 즉 생식 기관
에 관계하는 모든 신경 작용이 촉진되는 정력적인
자세이다.

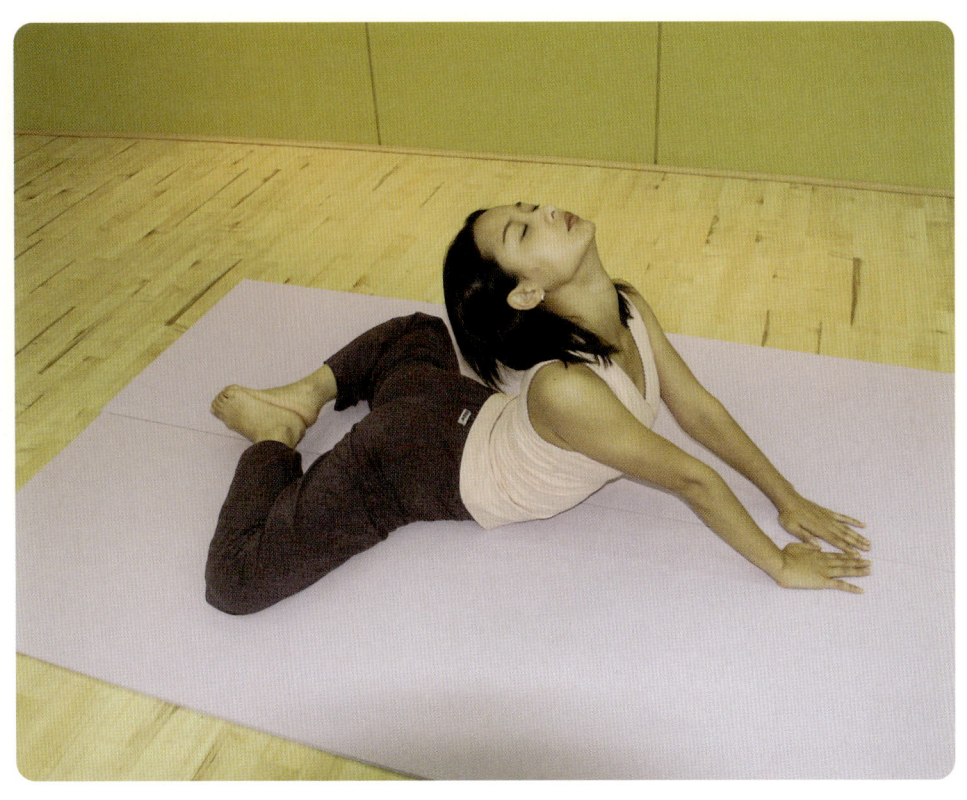

11 위의 자세에서 양쪽 다리를 구부려서 발바닥을 서
로 맞대고 나서 같은 요령으로 몸을 뒤로 젖힌다.
이 자세는 생식 기관과 동시에 배설 기관을 자극
하며 다리의 장애를 해소한다.

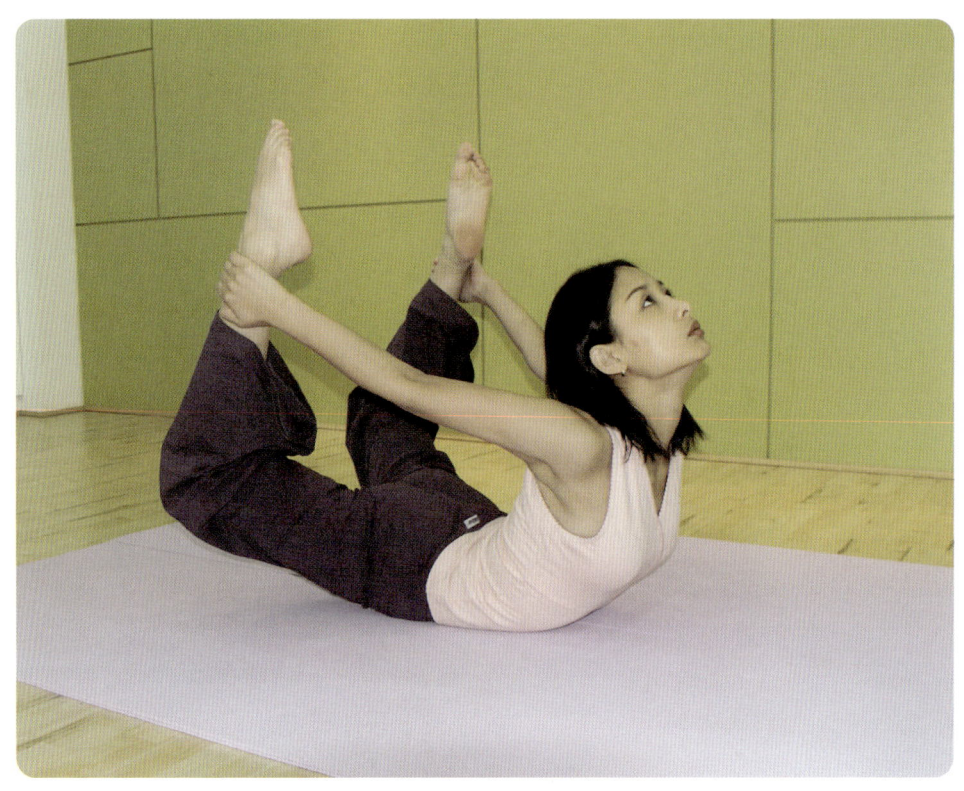

12

엎드린 상태에서 양쪽 다리를 구부려서 세우고 양
손으로 각각 발목을 잡는다. 숨을 시원스럽게 내쉬
면서 상체와 양다리를 넓게 위로 올린다. 충분히
올려서 활 모양이 되게 하는 동작을 2～3회 반복
한다. 이 동작은 동작 8～11까지를 모은 종합적인
체위이며 그 효과도 척추 전체를 자극할 수 있는
전신 운동이다.

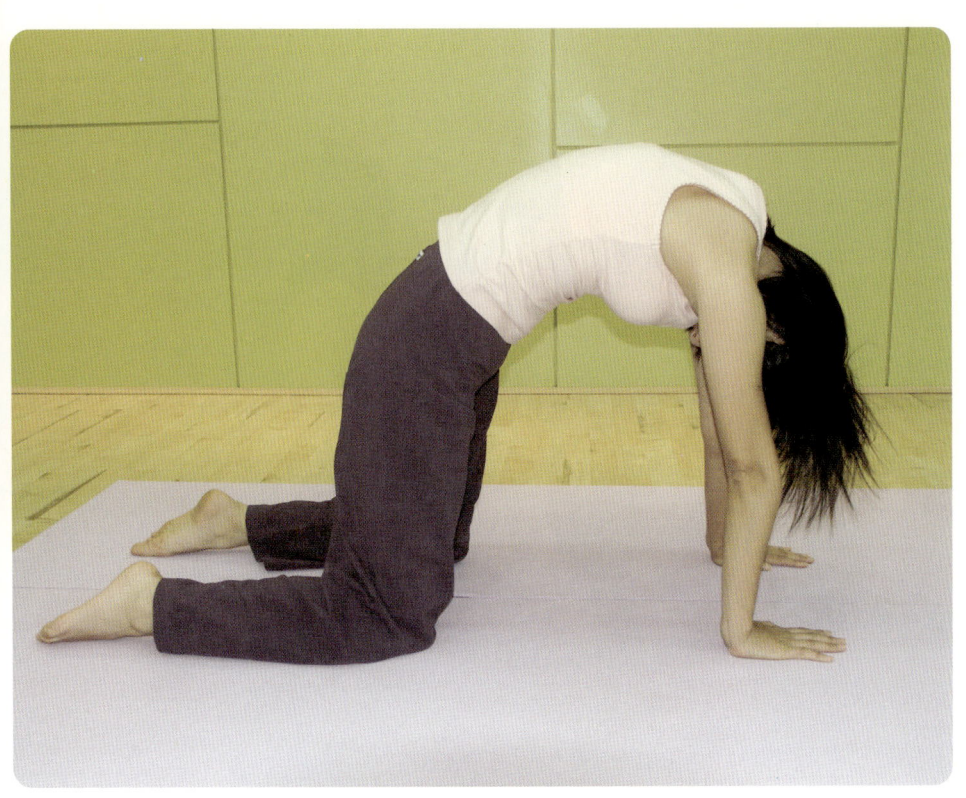

13-1 무릎을 꿇고 앉아서 두 다리를 어깨 넓이로 벌리고 몸을 앞으로 뻗친 후 양손으로 마루를 짚고 양손을 어깨 넓이로 벌린다. 숨을 길게 토하면서 등을 둥글게 올려서 고양이 등이 되게 하고 고개를 깊숙이 숙이고 엉덩이를 끌어당긴다.

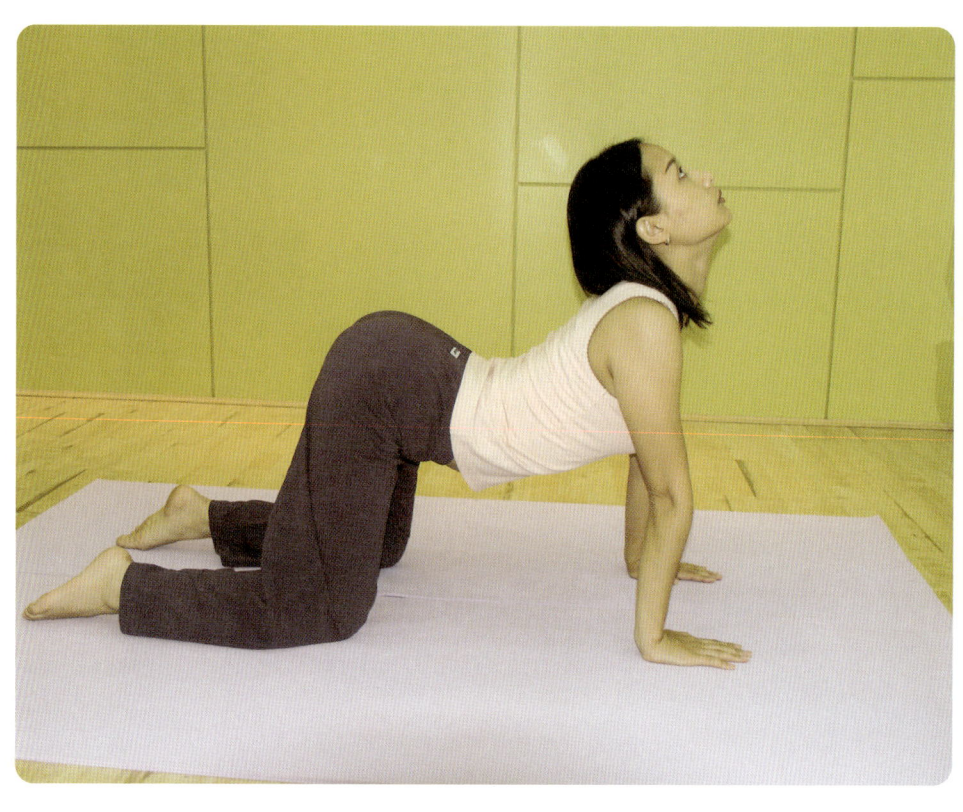

13-2

토식하면서 동작13-2처럼 등을 최대한으로 낮추고 고개를 위로 올리면서 엉덩이를 높게 들어 올린다. 이상의 동작을 5~6회 반복한다. 이 고양이 자세 는 마치 고양이처럼 척추를 부드럽게 하고 내장 기관의 긴장을 풀어주며 마음의 안정을 준다.

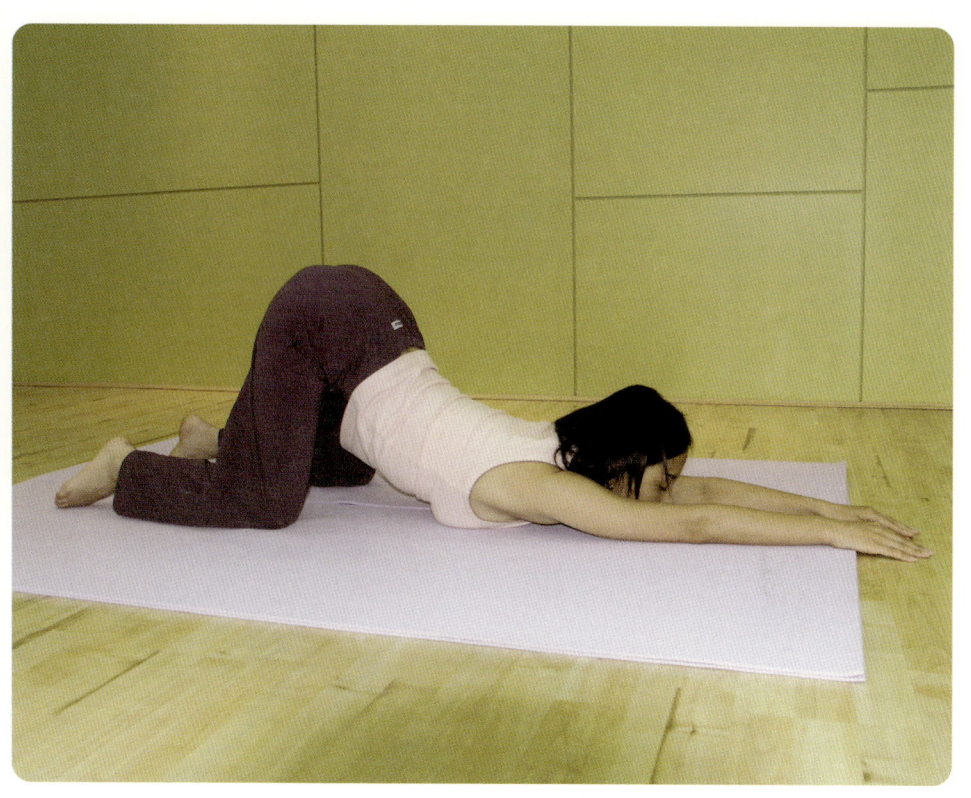

14

무릎을 꿇고 두 다리를 어깨 넓이로 벌린 자세에서 몸을 앞으로 뻗쳐서 턱과 가슴이 마루에 닿게 하고 양팔을 멀리 늘린 후 어깨 넓이로 벌린다. 이 상태에서 5초 들이쉬고 10초 동안 길게 내쉬는 호흡을 5~6회 반복한다. 이렇게 고양이가 기지개를 켜는 동작을 반복하면 척추 뼈와 전신 근육이 유연해지고 전신의 신진 대사가 활발해지며 혈액 순환이 촉진된다.

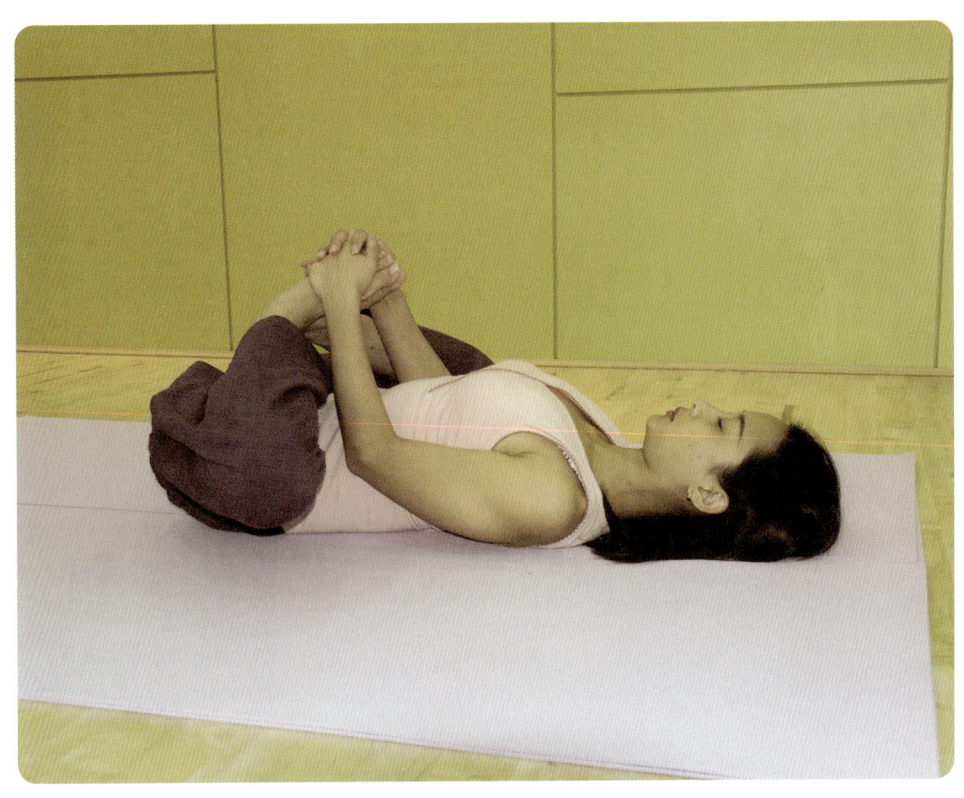

15 이번에는 반대로 등을 마루에 대고 누워서 두 다
리를 구부려서 발바닥을 마주 대고 두 손을 깍지
끼어서 발을 싸잡는다. 숨을 토하면서 발이 가슴에
닿고 턱에 닿게, 그리고 이마에 닿게 끌어당긴다.
각 동작을 3회 반복한다. 이 자세는 좌골과 골반,
요추를 차례로 자극하여 생식 기능을 촉진하는 효
과가 있다.

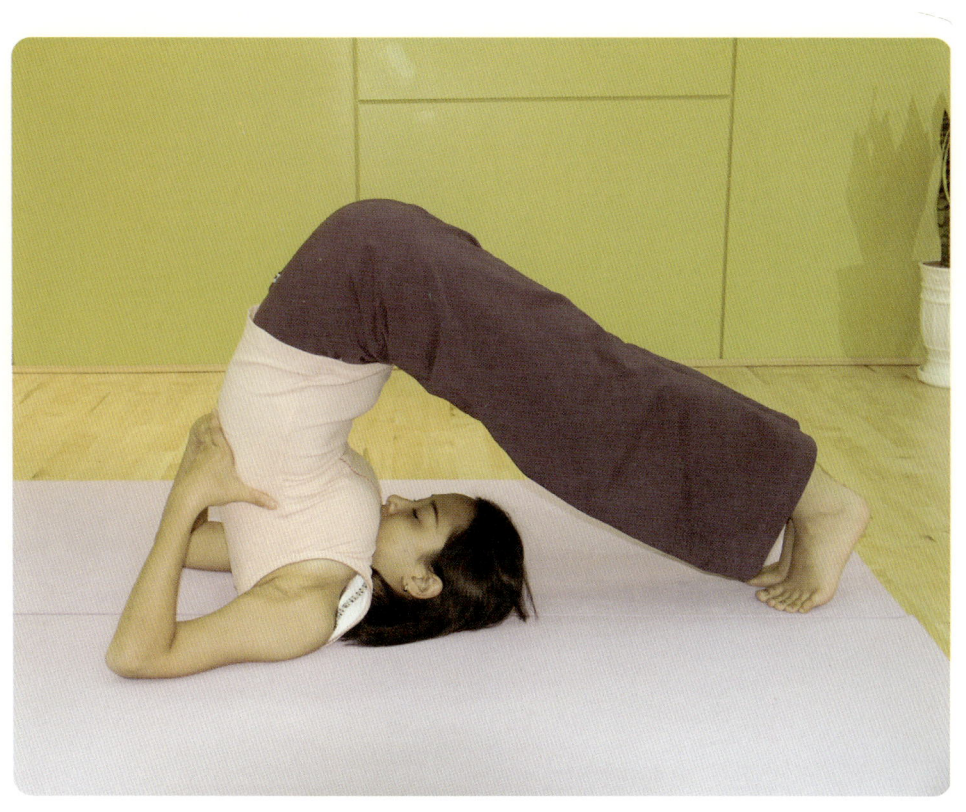

16

누운 자세에서 양손을 몸 곁에 가지런히 내려서 손바닥이 마루에 닿게 하고 숨을 들이쉬면서 두 다리를 수직으로 올렸다가 토식하면서 뒤로 넘긴다. 발끝이 머리 뒤 마루에 닿게 하고 양손으로 등을 받쳐 세운다. 이 상태를 2~3분간 계속 유지한다. 이 쟁기 자세는 전신 운동으로서 특히 척추 전체를 자극하고 그 간격을 늘려 피로를 회복하고 노화를 방지한다.

ⓒ 성능력 강화 체조

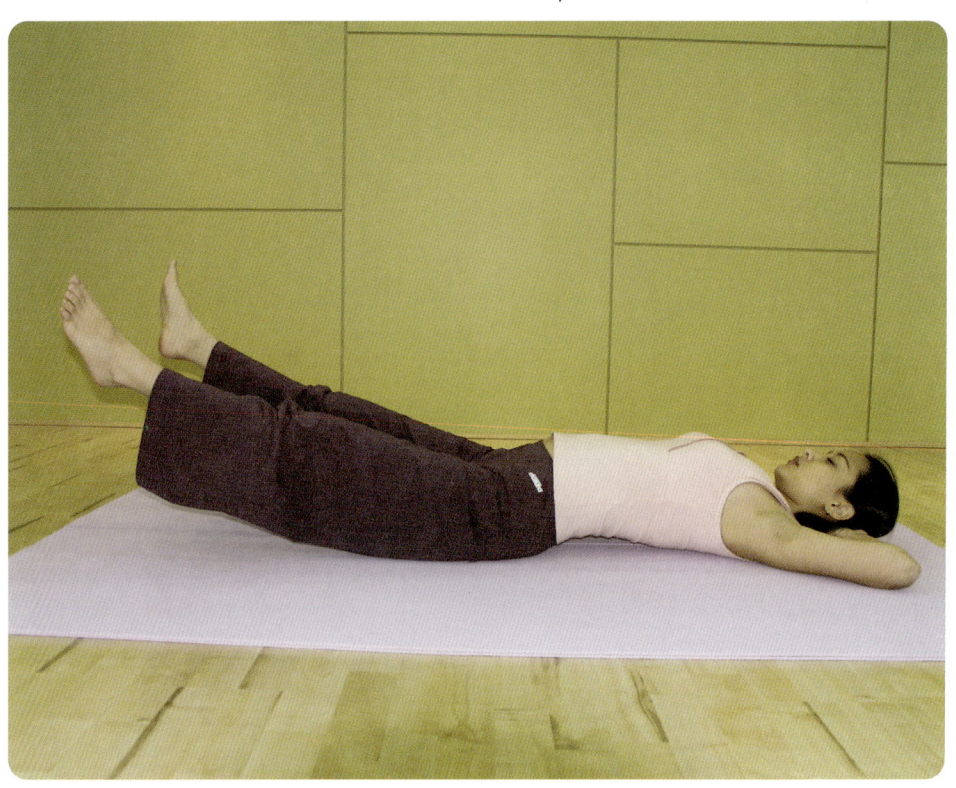

17-1 누운 상태에서 두 손을 깍지 끼어 머리 밑에 갖다 놓고 두 다리를 모아서 상하로 휘청거린다. 두 다리를 점점 넓게 벌리면서 10번 계속한 후, 두 다리를 모으고 좌우로 10번 휘두른다. 이번에는 양팔을 벌려서 어깨 높이와 수평이 되게 벌리고 손바닥을 마루에 붙인 후 두 다리로 원을 둥글고 크게 그린다.

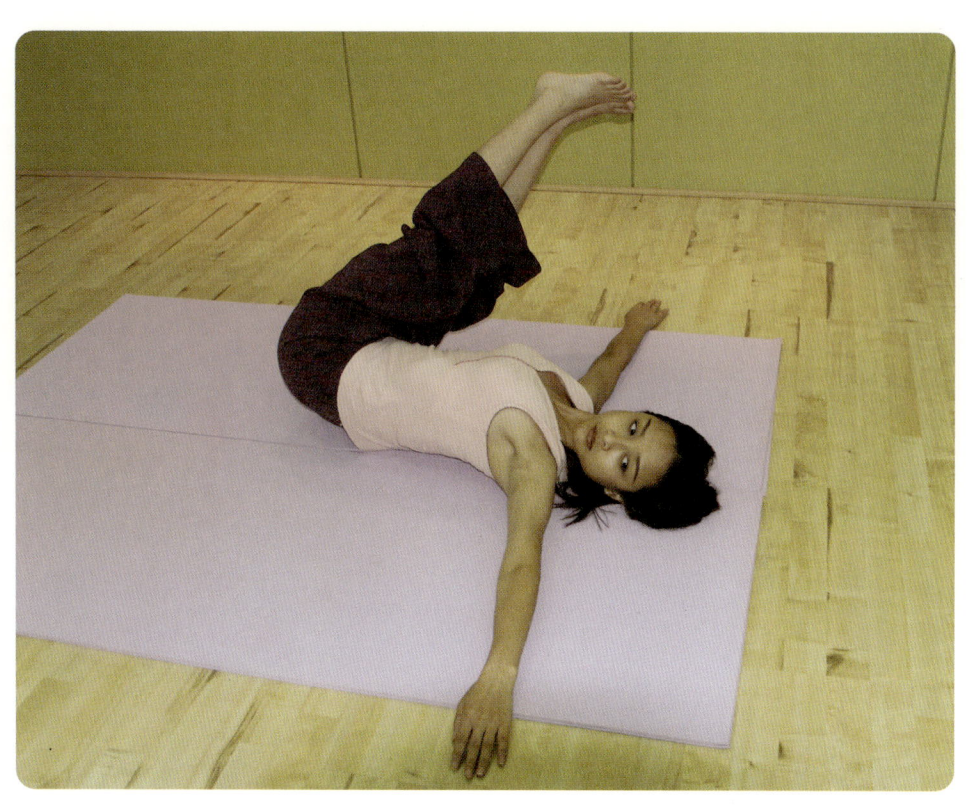

17-2

처음에는 오른쪽에서 왼쪽으로 하고 나서 다음에는 반대 방향으로 반복한다. 허리에는 요추가 다섯 마디 있는데 상하 운동은 1, 5번이 그리고 좌우 운동할 때는 2, 4번이 그리고 휘두를 때는 요추 3번에 자극이 미친다. 1, 2번은 생식 기관의 혈액 순환, 그리고 4번은 분비, 5번은 사출(射出)에 관계하는 척추다.

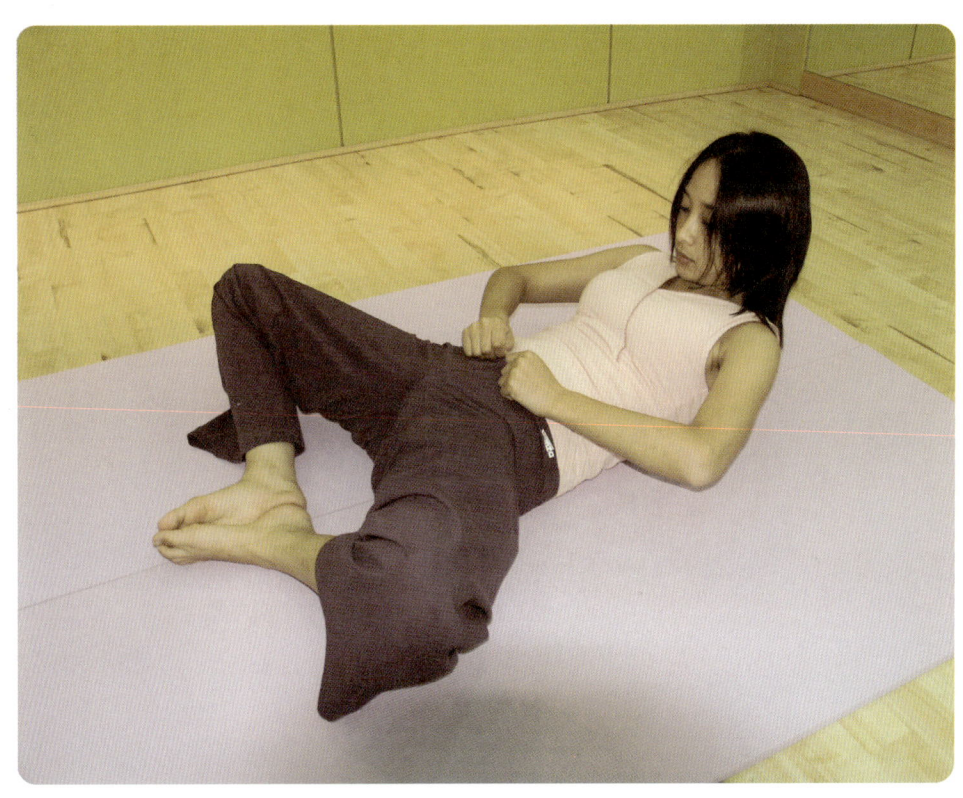

18 반듯하게 누워서 양쪽 다리를 구부린 후 발바닥이
서로 맞닿게 하고 두 손을 각각 늑골 바로 아래
배 위에 얹어 놓는다. 급격하게 토식하면서 상체를
반쯤 일으키고 숨을 참고 있다가 나머지 숨을 토
하면서 원위치로 내린다. 이 동작을 5~6회 반복
한다. 이 동작은 콩팥을 강화시켜, 수분 대사가 활
발해지고 정력이 왕성해진다.

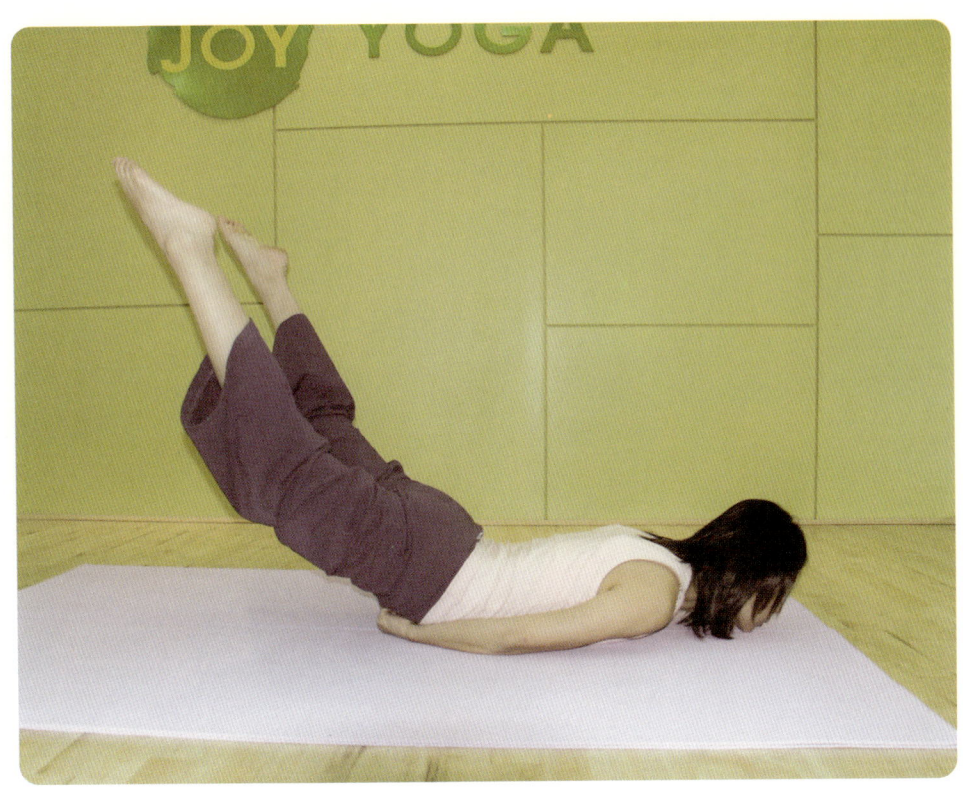

19

배를 마루에 대고 엎드려서 양손을 몸 곁에 가지
런히 내려 손바닥이 마루에 닿게 하고 턱을 마루
에 고정한다. 토식하면서 양다리를 위로 높게 들어
올린다. 5~6회 반복한다. 허리가 강화되고 배에
힘이 생긴다. 인내력과 활력이 생기고 젊음이 용솟
음친다.

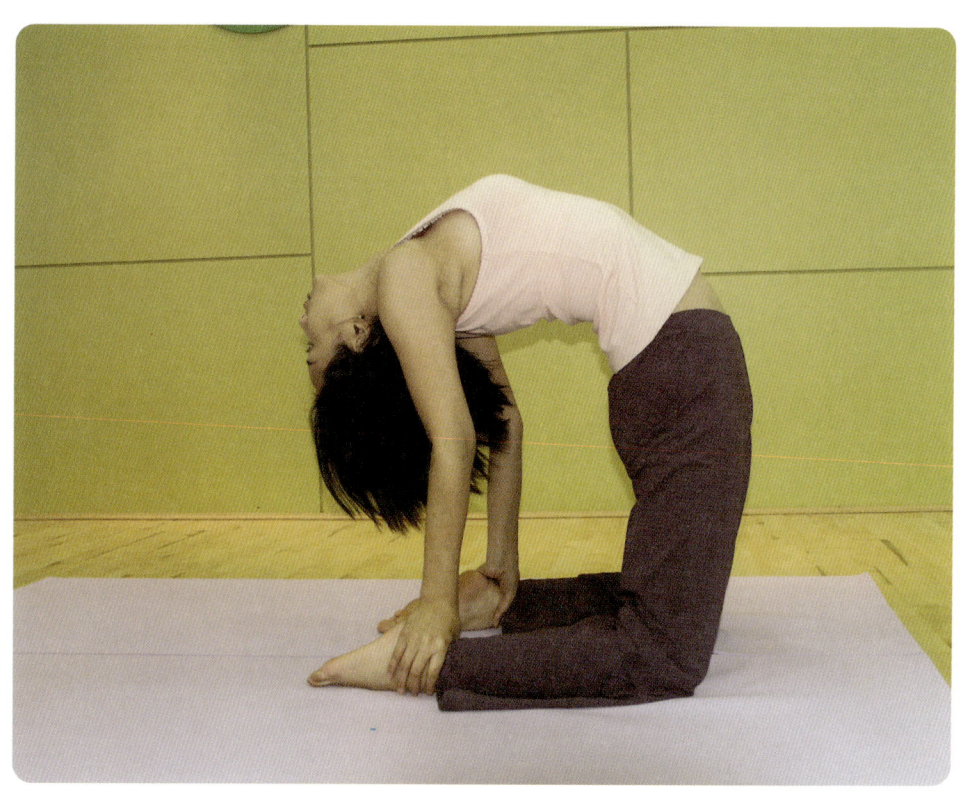

20 무릎을 꿇고 앉아서 힙을 세운 후 양다리 간격을 어깨 넓이로 벌리고 양손으로 각각 발목을 잡는다. 숨을 토하면서 상체와 고개를 뒤로 젖힌다. 이 낙타 자세는 평상시에 몸이 앞으로 구부러져서 생긴 피로나 노화를 해소하고 심폐 기능을 강화하며 배설과 생식 기능을 활발하게 하고 적극적인 자세와 결단력을 높여준다.

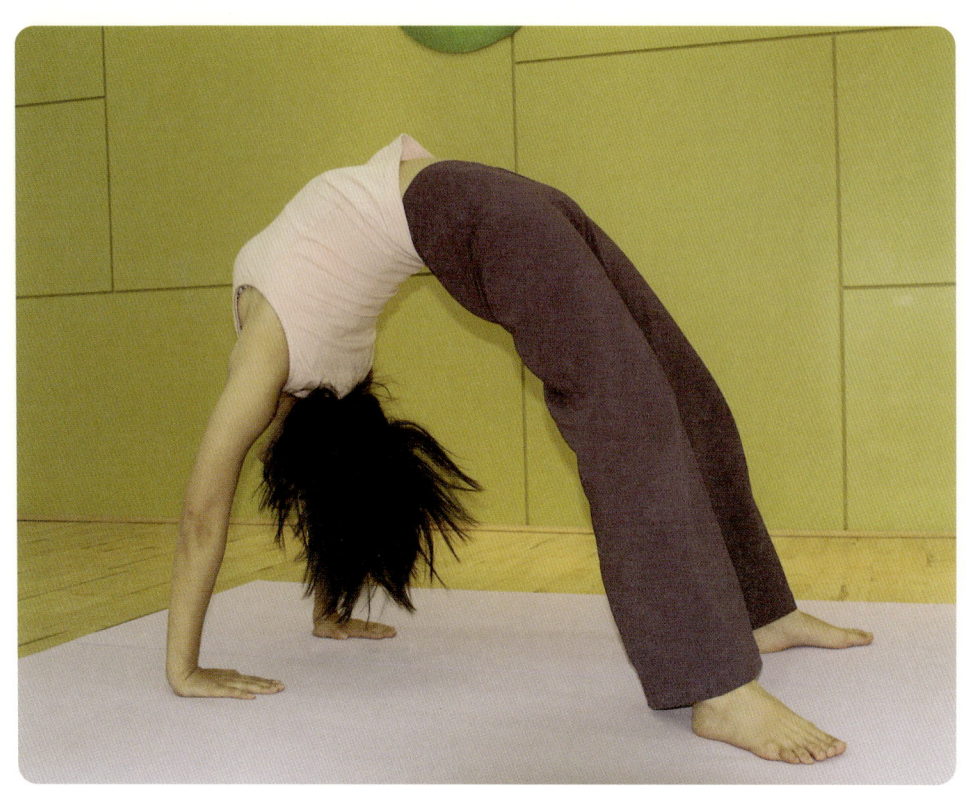

21 등을 대고 누운 자세에서 양쪽 다리를 구부려 세우고 다리 간격을 어깨 넓이로 벌린 후 두 손을 위로 올려서 손끝이 몸 쪽으로 향하게 어깨 위에 고정한다. 토식하면서 사지(四肢)로 전신을 위로 들어 올린다. 이 자세는 전신 운동이며 아치 자세가 되게 척추를 자극할 수 있는 적극적인 회춘법이다.

(d) 척추 수정 체조

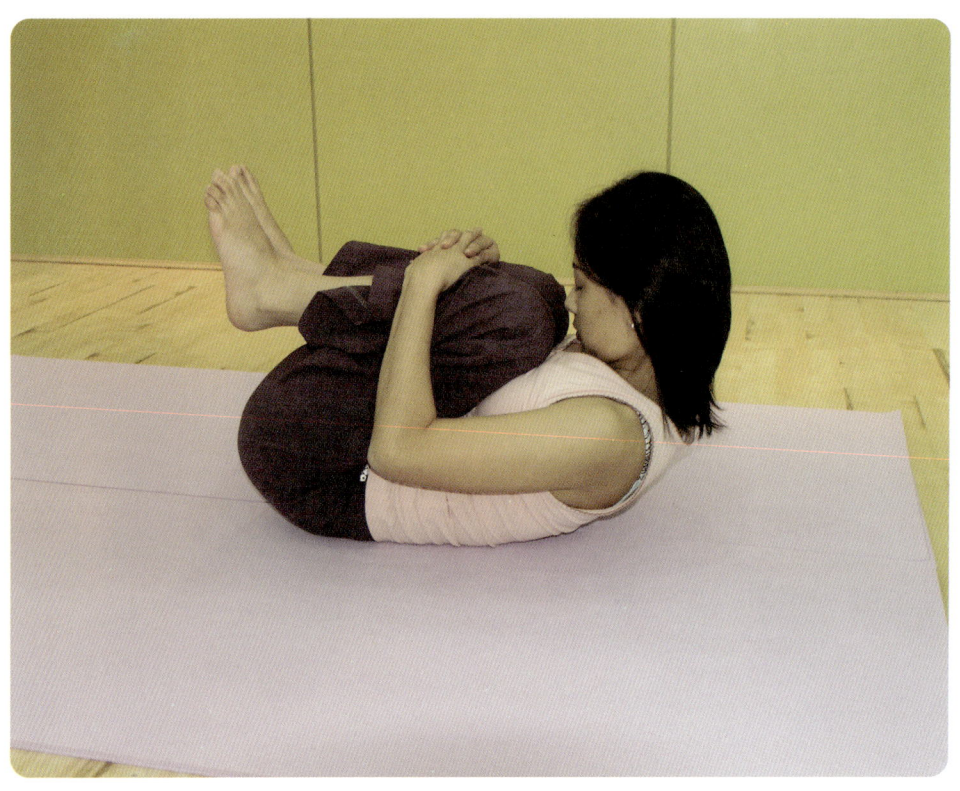

22 위의 아치 자세를 취하고 척추를 풀어주는 허리 운동이다. 누운 상태에서 두 다리를 구부려서 배 위에 얹어놓고 양손으로 다리를 싸잡고 토식하면서 무릎이 가슴에 닿게 끌어당긴다.

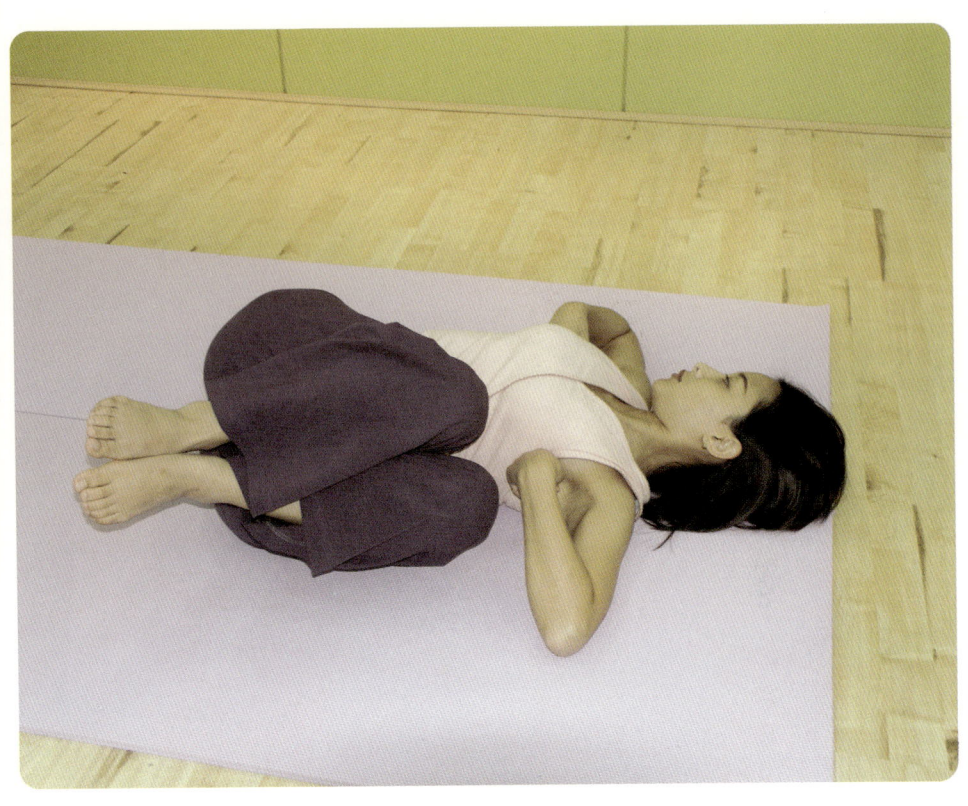

23 누운 상태에서 양쪽 다리를 구부려서 배 위에 얹어 놓고 양팔을 어깨 높이와 수평이 되게 했다가 팔을 구부리고 주먹을 쥐어 그 손을 겨드랑이 밑에 고정 한다. 토식하면서 두 다리를 오른쪽 또는 왼쪽으로 기울여 보고 어려운 쪽을 가려내어 그쪽만을 중점 적으로 반복한다. 이 자세는 한쪽으로 치우친 골반 높이를 수정하여 생식 기능과 성감을 높여준다.

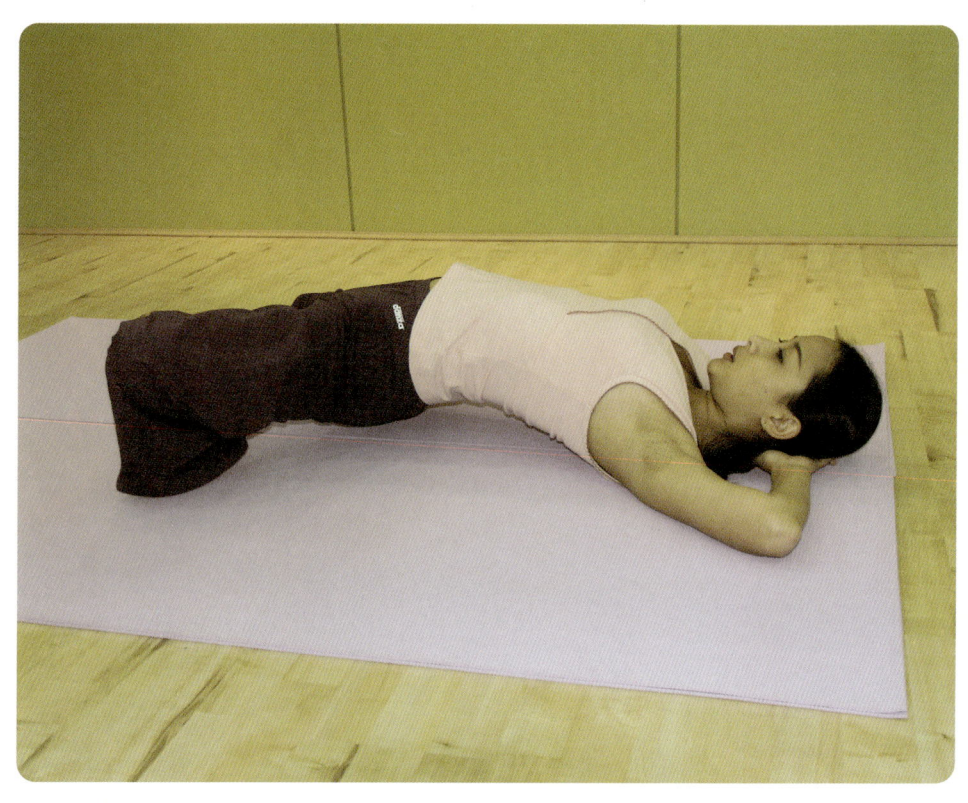

24

이번에는 양손을 깍지 끼어 머리 밑에 갖다놓고 두 다리를 구부려서 발바닥을 서로 마주 댄다. 한쪽 무릎을 마루에 고정하고 토식하면서 힙을 위로 높게 올린다. 그렇게 해서 어렵고 통증이 있는 방향으로만 계속한다. 이 골반 수정 체조를 하면 콩팥, 대장, 방광 등 배설 기관이 정상이 되고 정력이 왕성해진다.

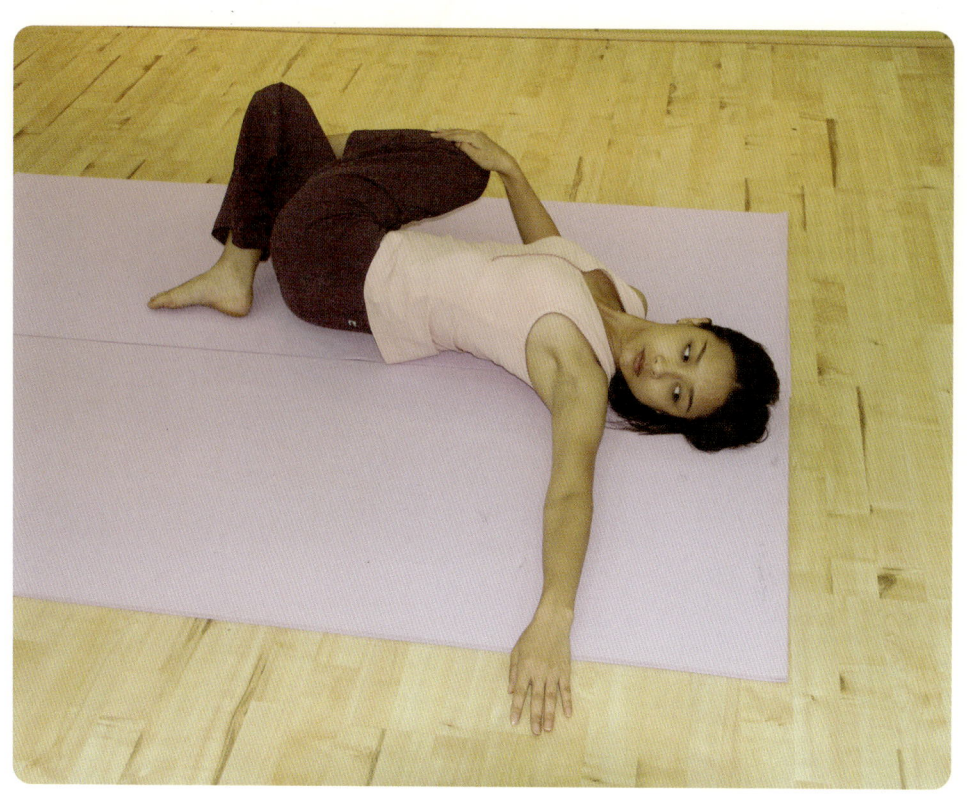

25 한쪽 다리를 세워놓고 반대쪽 다리를 무릎 위에 얹어 놓는다. 위에 있는 무릎을 반대쪽 손으로 싸 잡고 다른 손은 어깨 높이와 수평이 되게 펴서 올 려놓는다. 토식하면서 위에 있는 다리와 반대쪽으 로 기울인다. 마루에 닿을 때까지 계속해보고 좌우 교대로 해서 어려운 쪽을 확인하고 그쪽만을 반복 실천한다. 동작 23과 같은 효과를 얻을 수 있다.

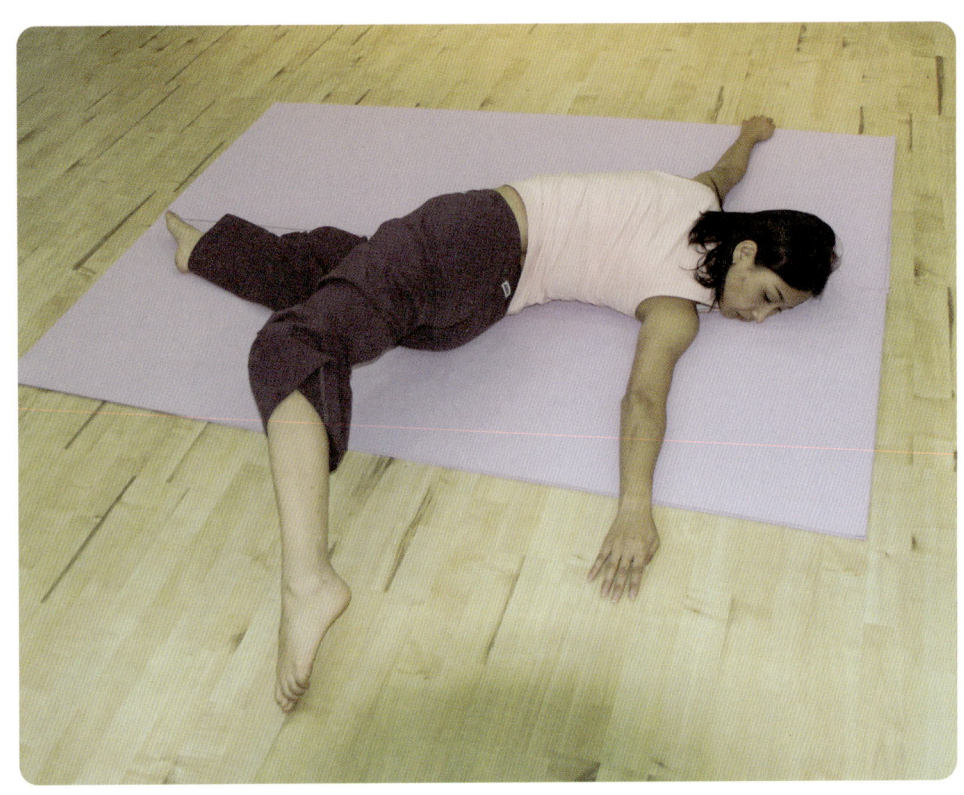

26

배를 마루에 대고 엎드려서 양팔을 벌려서 어깨 높이와 수평이 되게 하여 손바닥을 마루에 붙이고 숨을 들이쉬면서 한쪽 다리를 위로 올렸다가 반대쪽으로 멀리 간다. 좌우 교대로 해보고 어려운 쪽만 3~5회 반복한다. 한쪽으로 치우친 허리를 바로 잡고 요통을 해소하며 생식 기능을 강화한다.

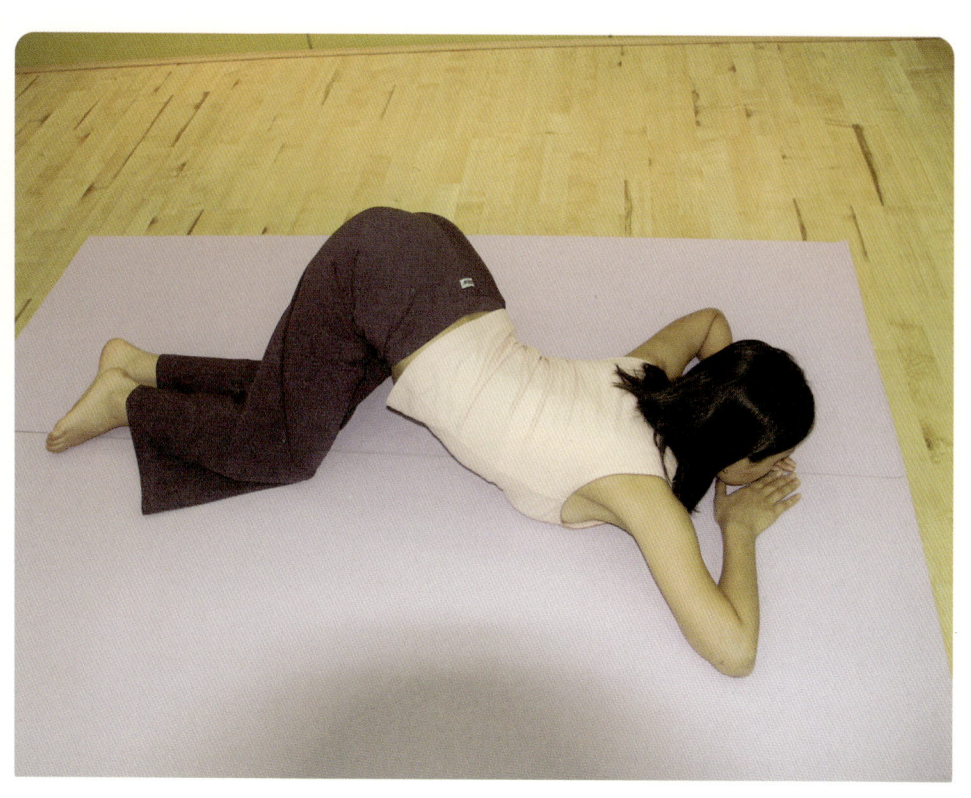

27 무릎을 꿇고 앉아서 몸을 앞으로 뻗쳐 턱과 가슴이 마루에 닿게 하고 양손을 포갠 후, 그 위에 턱을 얹어 놓는다. 토식하면서 힙이 마루에 닿게 좌우로 기울여 보고 힘든 쪽만을 중점적으로 반복한다. 이 고양이 모양의 자세는 생식 기관의 모든 장애를 해소하고 치유하며 정력을 강화하는 최상 요법이다.

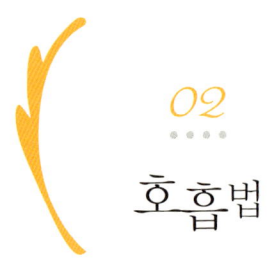

02

호흡법

호흡을 한다는 것은 단순히 산소와 탄산가스의 교환
이 아니다. 이 대우주의 힘 즉 정기(精氣)를 흡수하고
축적하는 것이다. 흔히 심호흡이 건강의 열쇠라고 말
한다. 그런데 우리는 무의식중에 호흡을 하고 있으며
그것을 빠르고 불규칙하게 계속하고 있다.

건강한 성인이 1분 동안에 15~18회 정도로 반복하고
있기 때문에 늘 마음이 불안하고 초조하며 반건강(半健
康) 상태로 생활하고 있다. 한편 천년을 산다는 거북이
와 학 등은 1분간에 한두 번 정도로 느리게 숨을 쉬고
있다는 것은 잘 알려진 사실이다.

다음에 소개하는 요가 호흡법은 숨을 천천히 쉬고 오

래 참으면서 정신과 육체를 최대한으로 개발하여 인간의 능력을 최대한으로 발휘할 수 있는 지혜를 가르쳐 준다. 숨을 들이쉬고 내쉬는 데 끝나지 않고 오랫동안 숨을 참는 것이다. 숨을 참고 있으면 통증이 없어지고 심신이 안정되며 인간의 잠재력과 신통력이 개발되는 것이다.

숨을 참고 있으면 몸이 더워지고 체력이 왕성해지며 담력이 커지고 판단력과 실천력이 활발해지며 만년 청춘의 정력이 용솟음친다. 이상 소개한 호흡법을 정력 증진과 기능장애에 활용하기 위해서 몇 가지로 구분해서 설명한다.

(a) 2단계 호흡법

이것은 우리가 흔히 말하는 호흡을 구체화한 것이다. 5초 동안 숨을 들이쉬었다가[흡식:吸息] 10초 동안 길게 내쉬는[토식:吐息] 것이다. 흡식하면서 배가 서서히 올라오게(복식 호흡)하고 토식하면서 배가 등에 닿게 끌어당긴다.

흡식하면 몸이 더워지고 산성이 되며 토식하면 몸이

즐거워지고 냉성(冷性)이 되며 알카리화된다. 흡식과 토식의 비율을 1대2가 되게끔 반복한다.

(b) 3단계 호흡법

위에 소개한 2단 호흡을 5~6회 반복하고 나서는 3단계 호흡을 시작한다. 3단계 호흡은 5초 동안 흡식하고 나서 오랫동안 숨을 참고 있다가 토식하는 것이다. 참는 동안에는 아랫배에 힘을 모으고 그곳에 정신을 통일한다.

참는[지식:止息] 시간은 능력에 맞게 순차적으로 늘려간다. 초보 과정에서는 10초만 참고 1주일 간격으로 15초, 20초를 점점 연장해 가는 것이다. 한 달이 지나면 흡식:지식:토식의 비율을 1대 4대 2로 배정해서 호흡을 조절하고 통제한다.

(c) 4단계 호흡법

이 호흡은 요가 호흡이 완성된 과정이며 위에서 설명한 3단계 호흡을 마치고, 다음 호흡 주기가 이어지기 전에 호흡의 흐름을 끊는[휴식:休息] 기간이다. 마지막에 10초

동안 길게 내쉬고 나서 배가 등에 닿게 하여 강하게 수축하고 3~5초 동안 쉬었다가 들이쉬면 한꺼번에 많은 정기가 몸속으로 들어오고 내장 기관 전체가 강하게 자극되어 그 기능이 최대한으로 개발된다.

03

목욕법

피부는 내장 기능을 표현하는 반면 배설과 분비 작용을 하고 있으며 일부 피부 호흡을 담당하고 체온 조절 작용을 하고 있다. 따라서 피부 보건은 전신의 건강 관리에 영향을 미치는 것이며 모발과도 밀접한 관계가 있고 감각 기관으로서도 중요한 역할을 하고 있다. 다음에 피부 보건을 위한 비법을 몇 가지 소개한다.

(a) 냉온욕과 공기욕

냉온욕은 냉탕과 온탕을 교대로 하는 것이다. 냉탕(미지근한 물)에 1분, 온탕(섭씨 42도 이하)에 5분 정도를 교대로 4~5회 반복하는 것이다. 냉탕 속에 있을 때에는 말단 조직, 즉 손발 운동을 계속하고 온탕에 있을 때는 조용히 휴식을 취한다. 냉탕에 들어가면 조직이 긴장되고 온탕에 들어 있는 동안은 포근히 이완된다.

이 긴장과 이완의 리듬이 우선 호르몬 작용을 돕고 순차적으로 신경계에 영향을 미치며 골격과 근육의 생리 작용을 활발하게 할 것이다. 이 냉온욕법은 만성병을 치료하고 정력을 왕성하게 한다. 전신을 냉온욕 하는 것이 원칙이지만 조건이 여의치 못하면 발목까지만 냉온욕을 교대로 족탕(足湯)한다. 최근에는 심장 아래 부분만 온탕에 담그는 반신욕(半身浴)이 각광받고 있다.

부부 생활을 하기 직전에는 성기 부분을 냉온욕하면 인스턴트 효과가 있고 지속시간을 연장할 수 있다. 냉온욕의 대체 방법으로는 공기욕을 한다. 전신을 완전히 나체가 되게 하여 실내(섭씨 20도)에서 침구로 몸을 싸고 5분, 그 후 전라 상태에서 1분의 리듬으로 7~8회 반복하는 것이다. 이 공기욕을 하는 동안에는 호흡법에서 소개한 요가 호흡을 실천하면 그 효과가 증대된다.

(b) 태양욕

태양광선은 식물이나 동물을 막론하고 생명유지에 필수 불가결한 요소다. 그래서 육아법에도 하루에 30분 정도 일광욕을 시키라고 권유하고 있는 것이다. 생식 기관에 장애가 있는 경우나 정력 증강을 위해서도 태양욕은 특수 요법이 되는 것이며 전신 건강에도 좋고 건강 장수법이 되는 것이다.

하루 중에 가장 그 광도나 열도가 높은 오후 2시를 전후해서 남녀를 막론하고 직접 국부에 태양 광선을 쏘이는 것이다. 되도록 전신을 노출하고 30분 정도로 계속한다. 태양광선이 없는 불순한 기후일 때는 원적외선 또는 자외선 조사 기기가 시중에 많이 나와 있으니까 그것으로 대체 기능을 할 수 있으리라고 생각한다.

(c) 냉수 마찰법

피부 건강에서 설명했듯이 피부 관리가 곧 정력 증강법이 되기 때문에 전신을 마찰한다. 물을 태양열로 적당히 데워서 미지근한 상태가 되게 하고 타월은 면제품을 사용한다. 물에 적신 타월의 물을 짜내고 그것으로 전신을 고루 마사지한다.

마찰하는 순서는 심장에서 먼 쪽부터 해온다. 즉 발끝에서부터 심장 쪽으로 그 다음에는 손끝부터 시작해서 심장 쪽으로 순차적으로 이동한다. 그 다음 마찰하는 방향은 털이 향하고 있는 방향으로 이동한다. 신체 부분 중에서는 성감대를 중점적으로 한다. 목 주위, 가슴, 겨드랑이 둘에, 아랫배와 허리 발전체와 생식기 주위를 고루 마사지한다. 성감이 높아지고 정력이 강화된다.

04

정력 식품과 식사 요법

일상 식생활 중에는 소식(小食)을 하고 자연식하며 야채나 해초류를 많이 섭취하고 야채나 과일도 조리하거나 조미료를 삼가고 통째로 먹는 것이 조화된 식사 습관이다. 너무 짠 음식은 피하고 소금을 줄여야 한다. 성기능 장애가 있을 때 또는 정력식을 원할 때는 식물성 식품으로 마늘과 은행을 하루에 4~5개 정도를 늘 먹고, 도라지, 우엉, 연근, 당근과 무 등 뿌리 채소가 좋다. 특히 참마와 인삼은 대표적인 정력 식품으로 알려져 있다. 동물성 식품으로는 뱀장어, 해삼과 전복 그리고 도미, 송어는 신선도를 골라 생식하는 것이 좋고 물개와 자라는 오래전부터 정력제로 애용해온 식품이다.

정력 관리를 위해서 단거리 육상 선수가 되고 싶으면 육식을 하고 장거리 마라톤 선수가 되기 위해서는 해초, 야채 등을 택하는 것이 지혜이다. 정력을 위한 식사 요법 중에 최선의 방책은 단식(斷食)이다.

평상시의 식생활 관습이 잘못되고 줄담배 그리고 과로가 심신의 건강을 해치고 있기 때문에 정력이 약화되고 성기능에 고장이 야기되는 것이다. 세계적인 장수촌으로 알려진 코카서스 지방 노인들은 100세가 되어도 행복한 성생활을 즐기고 있다. 그들은 자연식을 생활화하고 산수가 좋은 곳에서 즐겁게 생활하고 있다. 잘 먹고 많이 먹어야 정력가가 된다는 일반 상식에서 벗어나기 위해서 단식을 실천해 봐야 한다.

단식을 하면 인간이 천수적(天受的)으로 타고난 잠재 능력이 최대한으로 발휘되고 영적(靈的) 정신력이 개발된다. 단식 요령은 1주일에 하루를 단식하는 1일 단식과 7일 이상 계속하는 장기 단식법이 있다.

1일 단식은 금요일 저녁에 밥 대신에 죽을 먹어서 예비 단식을 준비하고 토요일은 아침, 점심, 그리고 저녁을 먹지 않는다. 다음날 일요일에는 아침에 미음 1/3 그릇 점심에 죽 1/2 그리고 저녁에는 평상시 양만큼 밥을 먹는다. 토요일 저녁에 구충제를 복용하고 본단식(本斷食)인 토요일은 가만히 누워 있지 말고 일상 일과를 진행하면서 앞에서 소개한 운동과 호흡을 실천한다.

단식일에는 2km 정도의 거리를 산책하고 좋은 생수 2리터 정도를 여러 차례로 나누어서 한 컵씩 마신다. 과로를 피하고 신문과 잡지 그리고 라디오와 TV시청을 삼가야 한다. 그것은 뇌파를 안정하여 심신을 평정하기 위한 목적에서 비천하고 추악한 자극을 피하기 위한 것이다.

1일 단식 중 가장 주의를 요하는 시기는 일요식(회복식)이다. 과식은 절대로 삼가고 유동식으로부터 순차적으로 평상시 식사로 옮겨가야 단식의 효과는 극대화할 수 있다. 장기 단식은 고려해야 할 사항이 많이 있고 수칙을 지키지 않으면 혹시 위험이 따르기 때문에 전문가의 지도가 요구된다.

100살까지 즐겁게

초판인쇄 2006년 8월 20일
초판발행 2006년 8월 25일

지은이 | 최형기
펴낸이 | 최정현
펴낸곳 | 좋은날

주소 | 서울시 서대문구 충정로3가 8-5호 103호
등록일자 | 1995년 12월 9일
등록번호 | 제13-444호
전화 | 02-364-1424
팩스 | 02-313-0104

ISBN | 89-86894-96-3 03590
정 가 | 18,000원

※ 저자와 협의하여 인지를 생략합니다.